# 70歳からの正しいわがまま

おりこうな
年寄りになるな

［医師］
平野国美

サンマーク出版

# プロローグ

## 私は「治さない」医者

私は、訪問診療を専門とした医者だ。

医者ではあるが、私の診療を受けて病気が治った患者というのは、じつはほとんどいない。

私は2002年に、茨城県つくば市に、訪問診療に特化したクリニックを開業した。以来、主に私が診てきたのは在宅療養中の高齢者、末期のがん患者、そのほかの病気で終末期を迎えた患者……。つまり、人生の残り時間がわずかな人たちばかりだ。だから、私が担当した患者、そのほとんどは病気から回復して元気になることはない。そして、ほかの一般的な開業医と比べて、私は圧倒的にたくさんの患者の死に立ち会うことになった。

開業からの20年間で、およそ2700人の患者を看取ってきた。ゆえに私は、「看取りの医者」を自称し、過去にはそのようなタイトルの本を出したこともある。

また、自宅での死は、ともすれば不審死と捉えられ、警察沙汰にすらなりかねない。そこには私のような医師の介在を要するのだ。だから私は、ときに「自然死鑑定人」とも名乗ってきた。

多くの人の最期を目の当たりにした私には、確信めいたものが2つある。

1つは、自宅など、自分の好きなところでその瞬間を迎えられること、それが当人にとって、何よりも幸せを感じることができるということだ。

厚生労働省が平成29年に行った調査でも、国民の63・5％が自宅で最期を迎えることを希望していた。ところが、実際はというと、7割近くの人が病院で息を引き取っている。

もう1つ、確信を持って言えること、それは、いたずらな延命措置は、決して患者の幸せにはつながらないということだ。

私は、かつて医師たちがお決まりのように患者の最後の時間に施していた心臓マッサージというものを、開業以来一度もしたことがない。逝くべきときに逝くことで、人は穏やかに旅立つことができると、強く思っている。

## 慎ましく生きるな、生きたいように生きろ

さらに、ゴール目前の人たちの多くに伴走してきて、わかってきたこともある。

それは、人生の最終盤を、生きたいように生きて死にたいように死ぬ、思うがままに生きて死ぬことで、その人の命は輝きを増すということだ。

まさに人は「灯滅せんとして光を増す」のである。

しかし、それはともすれば、周囲の目に「わがまま」と映るかもしれない。

それはそうだろう。家族の介護がなければ生活を営めない人、行政の支えがなければ暮らしが立ち行かない人、医師の助けがなければ生きながらえない人……、多くが周囲の誰かの世話になっている人たちだ。そんな人が、好き勝手な振る舞いをするということは、手を貸してくれたその誰かの手を、少なからず煩わせることになる。

だから、多くの高齢者や終末期を迎えた患者たちは、決して後ろ指をさされることのないよう、行儀よく立ち振る舞い、ときには、誰かの顔色をうかがいながら、慎ましく生きる。そして、だからこそ、医師に勧められるがまま入院し、病室のベッドの上で最後のときを過ごし、死んでいくのだ。


でも、と私は思う。

自分の命が自分のものであるのならば、自分の「死」だって当然、自分のものでなくてはならないのではないか、と。

であるならば、残りわずかとなった、ほんの短い時間ぐらい、心の赴くまま、わがままを貫いて生きて死ぬことの、何が悪いというのか。

人の最期とは、生を燃やし尽くす瞬間だと私は思う。そのとき、正しく燃え尽きるために、人は、わがままに生きなくてはならない。人生の最終節は、がむしゃらに生きなくてはならない。

## 2700人の〝先生〟たちが教えてくれたこと

わがままに、倫《みち》ならぬ恋に溺《おぼ》れる人がいた。

わがままに、酒に飲まれる人がいた。

わがままに、蓄えを使い果たしてしまう人がいた。

わがままに、壮途につく人もいた。

そして、彼ら、彼女らはわがままに、自宅で、あるいはそれぞれが好きな場所で、生を燃やし尽くしていった……。

私が看取った2700人のなかには、そうやって命を賭して諭すように、わがままの大切さを、この看取りの医者に見せてくれた人たちがいた。

わがままを貫いた彼ら、彼女らには、たしかに振り回される子どもや、ときには泣かされた配偶者もいた。

でも、彼らの生き様と死に様は、不思議なくらいにすがすがしくもあった。はたして、残された者たちも、その多くが最後には旅立つ者のわがままを許し、納得し、笑みすら浮かべて、穏やかに見送ることができたのだ。

本書は、そんな素敵なわがままを貫き、人生の最後の瞬間に幸せをつかむ術《すべ》を教えてくれた、私にとっての「先生」たちの、最後の生の燃やし尽くし方を紹介するものである。

70歳からのわがままのススメ――。

「老い先」という言葉が身近に感じられるようになったなら、人はわがままに生きたほうがいい。いや、わがままに生きなくてはならない。

70歳からの正しいわがまま

目次



1章

# 「死」の場所から「生」を見渡す。私は看取りの医者

**まさに燃え尽きんとする「究極の生」を見届け続けて**

## 2章 十人十色の正しいわがまま

### やりたいことをやりたいように「やり尽くす」わがまま

## 「恋心を解き放つ」わがまま



## 「見送る人を幸せにする」わがまま

# 3章

# おりこうな年寄りになるな

## 誰かの言いなりにならない。自分で「考える」

## 4章 風に踊る枯れ葉になれ

ブックデザイン 長坂勇司（nagasaka design）
構成 仲本剛
ＤＴＰ 髙本和希（天龍社）
編集協力 乙部美帆
編集 橋口英恵（サンマーク出版）

# 1章

「死」の場所から
「生」を見渡す。
私は看取りの医者

## まさに燃え尽きんとする「究極の生」を見届け続けて

私は看取り医だが、
日々向き合っているのは、「死」ではない。
燃え尽きんとする、最後の鮮やかな「生」の姿だ。
2700人の患者から教えてもらったのは、
その「最後の生」、つまり命の燃やし方に、
人生が集約されるということだ。

## 私を在宅看取り医に導いた「自宅で死なせたい娘のわがまま」

本稿を始める前に、私がなぜ訪問診療医、それも、高齢者や終末期の患者ばかりを診る医者になったのか、それを、少しだけ書かせてほしい。

患者の治癒を本懐とするはずの医師、その端くれである私が、なぜ、好きこのんで最期にばかり立ち会ってきたのか。

次にお伝えする2つの経験は、現在の私の訪問診療医としての拠《よ》り所だ。

これを読んでいただけたら、どんな思いで、私がこれまで多くの患者を看取り続けてきたのか、少しおわかりいただけるのではないかと思う。

それは、私が医師免許を取得して間もないころのこと。

私は当時、学生時代の実習の際も世話になった茨城県西部の中核病院で研修医を務めていた。

その病院での研修も、残すところ2週間ほどになったころ。面倒を見てくれていた大ベテランの看護師さんの自宅に、夕食に招かれたことがあった。家庭の味に飢えていた私は喜んで彼女の誘いに応じ、ご家族や親戚の皆さんと楽しい食卓を囲んだ。

「平野ちゃんは学生のころから『ほかの子たちとは、ちょっと違うわ』と思って、目をかけていたのよ。研修が終わったらうちの常勤にならない？　お見合いも用意してあげるわよ」

お世話になっている看護師さんからそんなふうにおだてられ、気をよくしながら食事を楽しんだ。

やがて、食事を終えると、看護師さんが不意に私の背後の襖《ふすま》を開いた。そこにあったのは、1台の介護用ベッド。ベッドの上には、体に黄疸《おうだん》が出て、一目で重篤とわかる状態の高齢男性が横たわっていた。

彼は看護師さんの80代になる父親だった。聞けば、脳梗塞を患い、肝臓も弱っていて、もう10年近く寝たきりだそうだ。最近は食欲もほとんどないという。「すぐに入院しましょう」という私の言葉を遮るように、看護師さんはこう告げた。

**「父をね、ここで死なせてあげたいの。家族の皆は入院して無理な治療を受けさせることを望んでいない。父にここで、自宅で最期を迎えさせてあげたいと考えているのよ。平野ちゃん、お願いだから、最期の幕引きをしてくれない？」**

私は固まってしまった。

いまの私なら、喜んで引き受けただろう。でも、当時の私はまだ、多くの医療従事者がそうであったように、「治療は最後の瞬間まで行うもの」という考えに固執していた。そして、多くの日本人がそうであったように、「人は病院で亡くなるもの」と、当たり前のように考えていた。

「せめていま、お父様の身に何が起きているかを把握できないことには……入院、そして精査でしょう」

うめくように、こう答えるのが精一杯だった。そして、

「家で看取るということは、法律的に問題ないのでしょうか。治療をしないことが問

題にならないのでしょうか」

抱いた不安を正直に告げ、私はその場を後にした。

翌朝。研修先の病棟回診が終わったころ、私はエコー室に呼び出された。

そこにいたのは、昨晩会った高齢男性と看護師さん親子。消化器内科の部長が患者である父親の腹部にエコーを当てている。

やっぱり入院を選んだのだな、当然だよな……、そんなふうに思いながら検査の様子を黙って眺めていると、じっとモニターを見つめていた部長が、こう切り出した。

「胆石が3個。しかし、体力も落ちているから、これ以上、ここで処置はできないな。娘がベテラン看護師なんだし、家で抗生剤でも打つとしようか」

私は、部長の言葉をすぐには飲み込めずにいた。すると、彼は私に向かって、こうたたみかけたのだ。

**「平野ちゃん、あとは任せる。きっと、いい人生修行になるよ。こんな経験をさせてもらえるなんて、感謝しなきゃいけないな」**

部長の鶴の一声で、この男性患者の在宅での看取りが決定した。

こうして、私はその日から連日、仕事終わりに彼の自宅に立ち寄ることになった。親族も多く、いつもにぎやかな患者宅。そこで、私ができることといえば、聴診と触診ぐらい。あとは、娘である看護師やご家族と話すだけ。

「これで本当にいいのかな？」

在宅での看取りが実現する運びとなって、ご家族は喜んでいたが、私の頭には疑問符ばかりが浮かんでいた。

## 最初の「看取り」はまさかの泥酔状態

そして、その病院での研修最終日。

私はアセトアルデヒド脱水素酵素欠損、いわゆる下戸だ。普段は飲酒を控えている。

しかし、その夜は私の送別会ということで、飲めない酒を飲まされていた。

やがて、宴席に私のポケベルが無粋な音を立てた。件《くだん》の男性患者＝看護師の父親が下顎《かがく》呼吸を始めたとのこと。私は送別会を中座しタクシーに飛び乗った。

駆けつけた患者宅。私は彼の胸に聴診器を当て、ご家族に「そろそろだと思います」と告げたところで、あろうことか意識を失ってしまった。つまり、不覚にも酔いつぶれたのだ。

どれくらい時間が経過しただろうか。気がつくと私は、患者の隣に寝かされ、なんと、点滴まで受けていた。

慌てて跳ね起きて患者を診ると、すでに鼓動は止まっている。アルコールのせいで錆《さ》びついた頭を必死に回転させた。そして、意識朦朧《もうろう》状態の自分に、最期を告げる資格があるのかと一瞬、躊躇《ちゅうちょ》しながら、さらに、自らの不覚を恥じながら、それでも、やっとの思いでご家族に、患者の永眠を告げたのだった。

その後、ご家族から、私が昏倒《こんとう》していた間の出来事を聞いた。

意識を失くした私を患者のすぐ隣に寝かせたご家族。やがて患者の呼吸が止まりそうになると、全員が呼びかけたという。

「おじいちゃん！」

「はい！」

なぜか、呼びかけに対して返事をしたのは患者ではなく、意識を失くしていた私。差し迫るそのとき。高まる緊迫感のなか、横たわった2人を囲む全員が私の間の抜けた返答に顔を見合わせ、大爆笑したという。

そんなことを幾度か繰り返しているうちに、患者の呼吸がいよいよ止まってしまったそうだ。

「おじいちゃん！　おじいちゃん！　おじいちゃん！」

ご家族の懸命の呼びかけ。無情にも反応しない患者。そして、繰り返された呼びかけに応じて目を覚ましたのが、隣で気絶していた研修医だったというわけだ。

こうして私の初めての、1人目の在宅での看取りは、ご家族と一体となり、醜態をさらしながら、泣き笑いのなかで幕を閉じたのだ。

## 最期の瞬間に周囲が笑顔になる「生き抜き方」

肝心の瞬間は泥酔状態だったが、それは、私がそれまで経験してきた病院で臨終を迎える患者やそのご家族たちとは、まるで違った雰囲気だった。

**故人を含め、そこに集った誰もが納得した旅立ちだったように感じたのを、いまもはっきりと覚えている。そこには、ほのかな幸福感さえあった。**そして、その後、病院内で立ち会った幾人もの患者たちの最期で、同じような感覚を抱くことができる場面には、ついぞお目にかかることがなかった。

あれから二十数年。2700人以上の患者を、私はそれぞれのご自宅で看取り、見送ってきた。最近では自分の訪問診療のことや、在宅での看取りについて、人前で話すことも少なくない。

ある日、茨城県の看護協会で講演をする機会に恵まれた。終了後の控室に、あの、私が最初に看取った患者の娘＝ベテラン看護師さんが訪ねてきてくれた。あの日以来の再会だった。

私は、あのような状態で父親を看取ることになってしまったことを、彼女に改めて深く詫《わ》びた。すると、看護師さんは首を振り、笑顔でこう言ってくれたのだ。

**「私たちは大感謝よ。いまもね、親族で集まると、あの夜のことを話しては皆で笑っているのよ。平野ちゃんにお願いした父の幕引きは、私たち家族にとって、本当にいい思い出なのよ」**

その言葉に恐縮していると、彼女はこう続けた。

「でもね、その後、平野ちゃんが訪問診療を始めたと聞いて、なんだか申し訳ない気持ちにもなったの。私たちのわがままに付き合わせたせいで、あなたの人生を変えてしまったのかもしれないなって」

たしかに、あの夜の出来事は強烈だった。

患者さんのご家族のわがままが、1人の医師のキャリアに大きな影響を与えたのは、決して大げさな話ではないと思う。でもそれは、私の医師人生を導いてくれた、とてもありがたいわがままだったと、私自身は受け止めている。

私は彼女に向かって、もう一度、深々と頭を下げた。

「あの夜があったおかげで、いまの私があるんです」

**ときには、主治医の人生をも変えてしまうような、患者やご家族のわがままもある、**

そう改めて思い至った、看護師さんとの再会だった。そして思った。正しいわがままもきっとある、と。

## 在宅医療に救われた幼少期の実体験

私は2002年4月、訪問診療に特化したクリニックを開業した。当初は設備らしい設備もない、1人の看護師もいない、私1人だけの、体1つでのスタートだった。

いまでこそ、逼迫《ひっぱく》した救急医療を改善する効果が期待されるなど、訪問診療は地域医療の重要な位置を占める分野になった。研修の一環として訪問診療を取り入れる大学の医学部も少なくなくなった。だが、そのような変化が生じたのは、この十数年のことだ。私のクリニック開業と前後して、やっと世間が訪問診療、在宅医療の重要性に着目し始めたのだ。

とはいえ、私はべつに時流に乗って開業したというわけではない。

恥ずかしい話だが、開業資金という先立つものが圧倒的に足りていなくて、ならばと、自分の体1つで始められそうな、訪問診療に特化したクリニックを開業したにすぎないのだ。

しかし、強いて言うならば、そこには原動力となった体験もあった。

その1つが、先述した初めての在宅での看取りだ。在宅療養中の父親に「自宅で最期を迎えさせてあげたい」という、看護師さんやその家族のわがままに巻き込まれる形で、見届けることになった在宅での看取り。そこで私が目の当たりにしたのは、病院のベッドの上ではなかなかたどり着けない穏やかな、まさに〝天寿をまっとうする〟という言葉がとてもしっくりくる、患者本人も、ご家族にとっても満ち足りた「死」だった。その患者の最期に、研修医だった私は深い感銘を受けたのだ。

もう1つは、在宅医療の力で救われた私自身の体験だった。

私は1964年、茨城県南部の龍ケ崎市で自転車店を営む両親の長男として生まれた。幼いころは自分勝手に、「大きくなったら僕も自転車屋になる」と両親に宣言していた。当時は家業を継ぐこと、それが当たり前と考えていた。なにゆえ医療従事者へと進路を変えたのか。それは自分が医療のお世話になることが少なくなかったからだ。

大人になり、医師となったいまでは、風邪もめったにひかない私だが、幼いころは病弱で、よく親に背負われて近所の病院に担ぎ込まれたり、医師の往診を受けていたのだそうだ。


そして、4歳のとき。私は重篤な肺炎を患い、死の淵《ふち》に立っていた。

同時期、市内では私のほかに肺炎に罹患《りかん》した幼児が数名いて、そのうちの2人は、大きな病院に入院したにもかかわらず、どちらもが残念なことに最期を迎えたという。

それを聞きつけていた私の母は、息子の入院を強く拒んだのだそうだ。

「4歳の子を、1人で入院させることなんてできません」

入院できる病院が、自宅から50キロも離れていたことも理由の1つだったようだ。

母は、我が子を自分の目の届く自宅に置いて療養させることを切望し、近所の開業医が母の熱意に折れる形で、朝晩の往診を引き受けてくれた。

自宅の2階で療養を始めた当初、レントゲンに写し出された私の小さな肺は、炎症が広がり真っ白だったそうだ。

枕元で息子の身を案じさめざめと泣き続ける母、その母の姿に不安を覚え「ぼく、死んじゃうの？」と尋ねる私……。当時、両親は近所の葬儀屋に、幼児用の小さな棺《ひつぎ》を発注していたとも聞いた。

主治医は在宅療養のまま、私の肺炎治療を最後までやり遂げてくれた。最初は危険な状態だった私だが、3か月の療養で、死の淵から無事に生還することができたのだ。往診のたび、主治医は私の小さな手を握ってくれた。その大きく分厚い、温かな手から伝わってくる頼もしさを、私は幼心にもしっかりと感じ取っていた。そして、住み慣れた空間＝自宅にいるという安心感も、いま振り返れば決して小さくなかった。死線をさまよい、そこから医療によって無事に戻ってこられた経験は、のちに医師を志望するようになる自分の原点になった。

そして、自宅に身を置いたまま、安らぎを感じながら療養ができたという実体験が、その後、訪問診療に特化したクリニックを開業する私の、原動力となったのは間違いないと思う。

自分の体になじんだ寝床、見上げれば、そこには見慣れた天井があって、いつもと同じ部屋の匂いがする。そして、横にいるのは、心を許せる母と家族……。

**医療的な条件さえ許されるなら、住み慣れた自宅という空間は、どんな人にとって**

**も最高の療養場所だと確信している。**

## 「死」の場所から「生」を見渡して痛感すること

研修医での経験、そして自分の幼少期の病気療養。これらの実体験を経て、私は現在、在宅診療を生業とし、たくさんの患者の最期を看取る「訪問診療医」という職掌に就いている。

当初は、この仕事に〝流れ着いた〟ように思うこともあった。

だが、いまとなっては、自分が選び取ってきた道と、確信している。

**死という場所から眺める、生。**

**その最後のときを伴走する私に、じつに多くのことを、患者たちは教えてくれた。**

私は死後の世界も知らないし、霊魂などというものが実際にあるのか否かも、わからない。ただ、人生という道程を走り切った人のゴールの瞬間に多く立ち会わせてもらったことで、彼らからたくさんのメッセージを受け取った。そして、そのメッセージを代弁し、語る使命を帯びたようにも、感じている。

次章以降では、彼ら、彼女らから託されたメッセージを、私なりに綴《つづ》っていこうと思う。端的に言えば、それは――

**「大切なのは心の赴くまま、やりたいことをやり尽くすこと、命を燃やし尽くすこと」**

ということだ。

わがままを貫き、逝く――。

それは、本人のためだけにとどまらないことを、私は知ることになった。はたして、残される人たちにとっても最善の道であると。

**人は最後のときぐらい、わがままを言うのがちょうどいい。**

# 2章

## 十人十色の
## 正しいわがまま

## やりたいことをやりたいように
## 「やり尽くす」わがまま

私の患者が「治る」ことはない。だが、
診療がいつも、重苦しい時間というわけでもない。
人生の限りを悟ると、自らに正直に、
誠実に生きようとする患者たち。
私が医者としていちばん嬉《うれ》しい瞬間は、
そんな患者たちの「生き様」に触れたとき、
そして、「いいわがまま」に出会ったときだ。

## 白衣を着ない医者が見た「正しいわがまま」

私は医者だが、白衣を着ることは、まずない。

訪問診療のときも、いつもラフな私服姿だ。

私たちが訪問できる範囲は、基本的にクリニックから半径16キロ圏内と定められている。だから私は、クリニックのある茨城県つくば市と、その周辺の町々の田舎道《いなか》を、小さなボロ車で連日、走り回っては、療養中の患者宅や、患者のいる施設を訪ね歩いている。

先に私は、自分のことを「看取りの医者」と書いた。「自然死鑑定人」とも。

とはいえ、私の仕事が、患者の最期に立ち会うだけかというと、決してそんなことはない。

**当たり前だが、最期のその瞬間まで患者たちは皆、生きている。つまり、私が対峙《たいじ》しているのは「死」ではなく、あくまでも「生」だ。**

状況を鑑みれば、燃え尽きそうなろうそくの炎のような命だが、それでも未だゆらめき、燃え続ける命に、日々向き合う。

だからこそ、私のような終末期の患者を担当する訪問診療医の役割は、患者の人生最後の日々を充実させる、その手助けをすること。具体的には、彼らが抱える痛みのコントロール＝緩和ケアを重視することが主になる。

燃え尽きそうな命と向き合うがゆえに、私の訪問診療医としての日常は、いつも明るくハッピーというわけにはいかないわけだが、だからといって、暗く重苦しい毎日というわけでもない。

最終コーナーを回った患者の、ちょっとした頑張りに嬉しくなったり、当人や家族とともに喜んだりもする。

病が快方に向かうことはまずないし、治療を始めて以降、患者が〝できないことができるようになる〟なんてことも、ない。それでも残り少ないであろう時間のなか、患者の1日がつつがなく過ぎることへの達成感や満足感は少なからずある。

高齢者や終末期の患者とはいえ、すべての人が寝たきりというわけではなくて、彼らのなかには、意識はもちろん、認知機能もしっかりした人だって少なくない。

そんな彼ら、彼女ら、豊かな人生経験を持つ大先輩たちが口にする言葉は、じつに意義深く、示唆に富んでいて、真正面から心に突き立てられる。ときには若輩の訪問医の目を覚まさせてくれることさえある。

**私がこの訪問診療医という仕事をしていてもっとも心がワクワクするのは、そんな人生の大先輩たちの興味深い生き様に出会ったとき、そして、いいわがままに出会ったときだ。**

燃え尽きる直前に、いま一度、輝きを増す命の炎を目の当たりにすると、心が沸き立つ。手助けできることがあるなら、何かできないかと考えてしまう。そう、私にとっては、わがまま老人バンザイ！　なのだ。

## 「やりたいことをやり遂げる」わがまま

最期の瞬間まで、自分がやりたいと思ったことをやり遂げた、印象深い患者がいる。

その男性は、もとは私立高校の英語教師だった。その職を辞し留学を経て、私立大の英文科の教授にまで上り詰めたという人だ。

私が出会ったときは、白血病と間質性肺炎を患い、余命は数か月という診断が下っていた。彼は毎分5～10リットルの酸素吸入を行いながら、自宅での緩和ケアをすることになった。着替えや歯磨きなど、生活のなかの些細《ささい》な行為をするだけで、酸素濃度がグンと下がり、たいそう息苦しかったはずだ。

私はそんな彼とご家族から、あるとき「千葉・館山に行きたい」というリクエストを受けた。

普通なら、「絶対に無理、行くな」と命じるべき状況だ。しかし、本人、それにご家族からも、並々ならぬ覚悟が伝わってきて、私は逡巡《しゅんじゅん》した。そして、努めて明るく、冗談まじりにこう告げた。

「わかりました。旅先で万一のことがあったら、それこそ、こと切れてしまうなんてことがあったとしても、人に見つからないように利根川を越えて帰ってきてくださいね」

そんな冗談を軽く受け流して、命を賭したドライブ旅行に出た彼は、なんとか無事の生還を果たすのだった。

同じ年の9月。今度は「市の文化祭のステージで歌いたい」と言い始めた。なんでも、「じつは春ごろに、エントリーはすでに済ませてある」というのだ。

先に述べたように、着替えひとつで息苦しさを覚えるような状況の彼だ。普通の会話ですら息切れし、咳《せき》も出る。舞台で歌うことなど到底、無理だと私は思った。

とはいえ、患者から生きる希望を奪うようなこともしたくはない。そこで、あえてキャンセルさせることはせず、「体調を見て判断してください」と伝えるにとどめた。「場合によっては、勇気ある撤退を視野に入れておくように」と。そうは告げたものの、正直に話せば私は心の中で「この状態で歌えるわけがない」とも思っていた。

そして、文化祭の翌週のこと。

いつものように彼の自宅に往診すると、介護ベッドに横たわった彼は嬉しそうに微笑《ほほえ》むと、私に向かってガッツポーズをして見せた。「まさか⁉」と思っていると、彼はご家族が撮影したという動画を見せてくれた。

そこに映っていたのは、文化祭が行われた文化ホールのステージだった。

舞台の上で、スポットライトに浮かび上がったのは、舞台衣装に身を包んだピアニストとバイオリニスト。2人が始めた前奏から、楽曲が『ムーン・リバー』とわかった。映画『ティファニーで朝食を』で主演のオードリー・ヘプバーンが歌い、アンディ・ウィリアムスがアルバムに収録して大ヒットを記録した往年の名曲だ。

短い前奏ののち、男性ボーカルの声量豊かな素晴らしい歌声が響いてくる。しかし、舞台上に歌い手の姿はない。しかし、その歌声の主は、まぎれもなく、いま私の前で介護ベッドに横たわっている彼だ。

マイクを通しているとはいえ、観客を魅了するに十分すぎる声量で、朗々と歌い上げている。さすがは元英文科の教授だけあって、英歌詞の発音もネイティブとなんら遜色《そんしょく》ない。

ご家族によれば、パーフェクトな歌声は聞こえてくるものの、歌い手の姿が舞台上に見えないことから、当初は「CDでも流しているのではないか」と勘違いした観客も少なくなかったという。

しかし、彼はたしかに歌っていたのだ。映像は、ほのかな明かりに映し出される観客席の彼の横顔を捉えていた。万一のことを想定し、彼は客席で、マイクで歌うことを選んだのだった。

歌い終えた彼は、両脇を家族に支えられ立ち上がると、聴衆に向かって小さく会釈をした。酸素吸入の管を鼻に装着したまま、それでも彼は、最後まで見事に歌い切ったのだった。

以前、ある声楽家が「譜面どおりに歌ったって、面白くもなんともない。人生を背負って歌うからこそ、聞く人の心に、歌が届くのだ」と言っていた。

命を賭した彼の歌声は、たしかに観客の胸に届いた。家族に抱えられるようにしながら会場を後にする彼に向かって、事情を理解した観客たちから割れんばかりの拍手が送られたのだ。

しかし、私と同業の者のなかには、彼のステージ出演を、患者の自分勝手な行いと受け止める者もいるかもしれない。同じような容態の家族を持つ人のなかからは、無謀な行為を非難する声も、もしかしたら聞かれるかもしれない。

でも、と私は思う。これは、奇跡のステージだと。

**命懸けで何かを為す。それは、それぞれの人の自由だと私は思う。自由は誰にも奪**

**えない。**その結果が「奇跡」と呼べるようなものになろうが、「自分勝手」と咎《とが》められようが、そんなことは、知ったことではない。やりたいと思ったことをやる、それだけだ。

多くの人を看取ってきたいま、私は思い知らされている。**残り時間が限られていればいるほど、「やってみたい」をやり遂げなくてはならない、と。わがままを封印する意味など、どこにもないのだ。**

奇跡のステージからひと月後、彼は静かに最期を迎えた。生を燃やし尽くしたその顔は、じつに穏やかだった。

## いつまでも「探し続ける」わがまま

先にも書いたが、私は2002年、訪問診療に特化したクリニックを開業した。以来、多くの患者を看取ってきたわけだが、その過程で、患者の最期を看ることができない家族があまりにも多くいることに、私は愕然《がくぜん》とさせられてもいた。

そして、その状況は近い将来、〝看取り難民〟とも呼べるような、人生最後の居場所を見つけられない高齢の患者や、終末期の患者が多数出現することを物語っていた。

そこで私は、クリニック開業時からの経営パートナーに相談し、〝看取りのプラットフォーム〟を開設しようと考えた。

こうして、まず2013年に定員98名の住宅型有料老人ホームを開設。2019年には、同敷地内に「看多機」（看護小規模多機能型居宅介護）の施設も開設した。

その老人ホームで、2022年に85歳で天寿をまっとうした女性のことを、私は愛着を込めて「赤い悪魔」と呼んでいた。

「赤」とは、頭髪の色。彼女は80代にしてパンクロッカーさながらに、髪を真っ赤に染め上げていた。

そして、「悪魔」とは……、それは彼女の生き様を表したものだ。

いつ、なんどきも常識にとらわれず、周囲に同調することをよしとせず、自由気ままに、やりたいと思ったことを最後までやり遂げる……、そう、わがまま三昧な生き様を貫く、勇気ある姿を指して、私がそう命名した。

悪魔なんて通り名をつけはしたが、もちろん、私には、そして施設のスタッフにも、彼女に対してネガティブな思いを抱いたことなど、一切なかった。いや、むしろ皆が、彼女が次に何をするかひそかに期待してしまう――そんな女性だった。

## 「これまでしたことがないことをしよう」“赤い悪魔”の挑戦

彼女は北関東の出身。土建会社を営む家の末娘として生まれたという。幼いころ、家業は地元のダム建設や鉄道建設で、それはそれは繁盛していたそうだ。

「食事はいつも、たくさんの労働者と一緒。一宿一飯にあずかろうと流れてくる男たちが、家にはいつも大勢いたものよ」

その後、彼女は都会に憧れ、東京の短大に進学。親は女子寮で暮らしてほしいと望んだそうだが、「それじゃ、面白くない」と、女友達とアパートをシェアし奔放な学生生活を送ったようだ。卒業後、すぐに最初の結婚、そして、離婚を経験。離婚後、改めて就職したのだという。

「いまもある、有名な著作権管理団体だったんだけど、就職後に自分の立場が非常勤だったことがわかったの。それで私、大いに憤慨して、一悶着《ひともんちゃく》起こして。それで、常勤職の立場を勝ち取ったのよ」

悪魔の片鱗《へんりん》を垣間見せるようなエピソード。当時から彼女は、周囲に流されることをよしとしない性格を、しっかりと有していたのだ。

同団体で定年まで勤め上げた彼女は、定年間際になって、それまで長年、交際を続けていた男性と再婚を果たす。ところが、この結婚の、めでたい宴《うたげ》の席でも、悪魔は本領を発揮した。

「夫の地元の古くからの習わしらしいのだけれど、親族一同が同じ墓に入るしきたりだと聞かされて。私、ついつい言ってしまったのよね。『冗談じゃない！　私はこの人と結婚するのであって、あなたたちと結婚するわけじゃない！』って。祝宴ムードも台無しよね（笑）」

真っ赤な髪を振り乱すようにして、豪快に笑った彼女。その一件以来、夫の親族は陰で彼女のことを「鬼」と呼んでいたというから、私のネーミングセンスもまんざら、的外れではなかったのかもしれない。

その後、愛する夫に先立たれ、長く独居を続けていたという。最愛の人との別れは「かなりこたえた」と振り返っていた。

**「長いこと、立ち直れず塞ぎ込んでいたんだけど。『このままじゃダメだ！』って思い立って。『何か探さなきゃ、これまでしたことがないことを、やろう！』って」**

自らを奮い起こし、彼女が飛び込んだのは演劇の世界だった。

当時、茨城県牛久市で暮らしていた彼女は、まず、新聞広告で見た劇団の地元の支部に登録し、芝居の稽古に向かった。

「でもね、田舎《いなか》の支部だったからなのか、牛久はジャリ（子役）ばっかりだったのよ、イヤになっちゃう」

こう、笑顔で毒づいた悪魔。仕方なく、高齢の劇団員も多く所属している東京の本部まで通うことにしたのだそうだ。

「そこで、初舞台を踏むこともできたの。そのときのお芝居は、浦島太郎をモチーフにした物語で、私の役どころは醜いシーラカンス（笑）」

役者として、悪魔はさらに高みを目指す。次に彼女が門を叩《たた》いたのは、高名な演出家が埼玉県に立ち上げたシルバー劇団だった。

約1600人もの応募があるなか、彼女は見事、入団を果たす。それどころか、彼女はヒロインのジュリエット役を射止めてみせたのだ。

さらに「じつはここで、新しい彼氏もできそうだったのよ」と、悪魔は意味深な笑みを浮かべてみせた。

「応募した1600人のほとんどは女性だったの。私と同じような演劇の素人ばかり。いっぽう、数少ない男性たちは、みんなダンディでね、若いころに舞台を踏んだことがある経験者が多かった」

ある日の稽古の帰り道でのこと。彼女は路上で転倒し、動けなくなったことがあったという。すると、ダンディなロミオが駆け寄ってきて、彼女を抱きかかえ、優しく助け起こしてくれたのだそうだ。

「これは、もしかしたら新しい恋もあるかもな、なんて思ったわよ。でもね、次の日、張り切って稽古場に行ってみたら、その彼、別の女性劇団員をナンパしてたのよ。そんなものよね、ふんっ（笑）」

新たな恋は実ることもなく、彼女は独居生活を続けていた。ところが、そんな悪魔に今度は病魔が忍び寄ってきていた。肺がんを患ってしまったのだ。

## がんを患いながらも
## 80歳で英会話教室に通い始める

大きな病を患いながらも、彼女の情熱の火は消えなかった。彼女は80代にして、英会話教室に通い始めたというのだ。

「私たちが子どものころ、英語は敵国の言葉だったから。習うこともできなかったのよ。まさか、これから先、海外旅行に出かけようとは思ってはいないわよ。ただ、ずっと抱えてきた英語コンプレックスを、なんとか生きてるうちに克服してやろうと、そう思っただけのことさ」

私が彼女と初めて出会ったのは、肺がん発症から2年ほどたった2022年ごろのことだ。

進行する肺がんを抱えながら、彼女は入退院を繰り返していたが、体力が落ちてきたこともあって、入所する施設を検討しているところだった。

悪魔らしからぬ、弱りきった様子も見せていた。人生の残り時間は、そう長くない。そして、ある意味で、どこまでも自分本位な生き方を貫いてきた彼女には、頼りになる身内も、誰一人として残っていなかった。

**しかし、初対面の彼女から、先述したような来し方を聞き取った私は、自分のほうから頭を下げたのだ。「どうか、最後まで私どもの施設で面倒を見させてほしい」と。**

何も、自分の経営する施設の売上につなげたいと目論んだわけではない。80代とはとても思えない、彼女の尽きない向上心や、嫌味なく気持ちよくサバサバとした語り口で話された身の上話。私も、ほかのスタッフも、彼女の生き様に魅了されたのだ。

この赤い髪の女性の人生最終盤に伴走してみたい、彼女の生き様を最後まで見届けさせてほしい、素直にそう思ったのだ。それは、彼女の持つ悪魔的魅力、言うなれば「患者力」の賜物《たまもの》だったのかもしれない。私はケアマネージャーに、ぜひ、彼女の今後を見させてほしいと頭を下げた。

## さっぱりと生きる人のすがすがしさ

最初の出会いから数日後、彼女は、私が営む施設に入所してきた。入所当初こそ、「もはや、これまでか」と思うほど体調が悪化したこともあったが、そこから彼女は、不屈の精神力で見事に持ち直してみせた。

酸素吸入を受けながら、施設内でも相変わらず自由気ままに生きていた。電気ケトルを使って、好みの硬さに卵を茹《ゆ》でる方法や、インスタントラーメンを作る方法を編み出しては、悦に入っていた。

そんな悪魔の話を聞きたくて、私は時間を見つけては、ポケットマネーで買った彼女の好きな甘いもの、きんつばやモナカを手土産《てみやげ》に、彼女の居室を訪ねたものだ。

ある日、彼女が私の顔を見ながら、ケラケラと笑い続けたことがあった。

「ボケちゃったんですか？」

冗談半分で私が聞くと、彼女は「ボケちゃいないわよ！」と。そして、少ししみじみとした口調で、こんなふうに続けたのだ。

「旦那が死んじゃってからさ、私はひとりぼっちになったじゃない。それなのにいま、この施設に入ったらさぁ、スタッフがいろいろと声をかけてくれるんだわさ。『痛くないかい？』とか、『今日は、元気がないんじゃないかい？』とか。それでね、思うんだよね、『ああ、なんかいいなぁ、懐かしいなぁ』って。

そんなことを考えてたらね、大昔、実家の飯場で流れの労働者たちと食事して、遊んでもらってた時代を思い出すんだよね。**人生、ここに来てさ、最後のときにさ、また、あの70年前の暮らしができるなんてねぇ……、泣けるよねぇ**」

「泣ける」と話した悪魔の顔には、その言葉とは裏腹に、じつに満足そうな笑みが広がっていた。

そんな、さっぱりとした笑顔のまま、それから1か月後、彼女は静かに旅立っていった。

**今日楽しめることは何だろう？**

**明日したいことは何だろう？**


赤い悪魔は、いつでも明日を見ていた。

夫と死別しひとりぼっちになってしまっても、大病を患い思うように動けなくなっても、そして老人ホームに入居し人生の残り時間がわずかだと悟ったときでも……、**どんな状況に置かれても彼女はいつも、自分の気持ちに正直に、自分の楽しめる何かを探し求めていた。**

**いわば「探し続けるわがまま」を最期の瞬間まで貫き通したのだ。**

赤い悪魔が送った「余生」は、「老後」と呼ばれる時間を生きる誰にとっても、とても大切な示唆に富んでいたように、私には思える。

私ははたしていくつまで、いまの仕事を続けられるだろうか。最後はどんな病を患い、床に伏せるのだろうか。いま、そんなことを考えるのは詮ないこととわかっていても、ときに想像してしまうのだ。

そして、「それでも」と思う。

私も、赤い悪魔の生き様、死に様を手本にして、最期のその瞬間まで、自分の気持ちに誠実に、やりたいことを探し求めたい。仕事でもいいし、趣味でもいい。地域の行事かもしれないし、家の中でひとり黙々と取り組むことかもしれない。

私が彼女に近い年齢になったときに、私は何を「探す」だろうか。いまからは想像もつかないことを探し求めているかもしれないと思うと、なぜだかワクワクする。

**命を燃やすとは、ただ生きるということではない。**

自分の「やりたい」「こうありたい」を自覚して、それに向かって行動を起こし続けることなのだと、赤い悪魔は私に教えてくれた。

## 「迷惑かけたくない」にあらがうわがまま

「どうせ死ぬんだから」という言葉は、使う人によって意味が変わる。

「普通なら」という社会的な「常識」に縛られているうちは命を燃やし尽くすことはできない。

「どうせ死ぬんだから、子どもに迷惑かけないようにね」じゃない。

「どうせ死ぬんだから、やりたいことをやる」

## 70代で初めて、念願の「マイホーム」を持ったスミちゃん

スミちゃんも、立派に自分のわがままを通し、そして、旅立っていった1人だ。

戦後間もなく、地方に生まれたスミちゃん。生まれた家は貧しく、地元の小学校を卒業後は、すぐに東京に奉公に出されたという。その後、若くして結婚。結婚後も彼女は、長いこと路上での靴磨きや家政婦をして、家計を支えてきたそうだ。

「子どもは1人、男の子を授かりました。ずっと、長屋住まいをしながら育て上げました」

スミちゃんは、長屋住まいということにコンプレックスがあり、それをもうずっと長いこと抱えていたという。

地方出身者である彼女にとっては、自分の家を持って初めて一人前、そんな思いがどこかにあったのだろう。とくに、彼女が子育てに奔走していたのは、日本が右肩上がりに経済成長を続けていたころのこと。誰もが自分の城を構えることを夢見ていた、持ち家ブームの時代だ。だから、スミちゃんは「ずっと長屋暮らしで、息子には肩身の狭い思いをさせてしまった」と、ずっと気に病んでいたのだそうだ。

息子が成人し独立してしばらくすると、スミちゃんと夫は茨城県に転居。そして、彼女は70代になって初めて、自分の家を持つ決心をするのだ。

土地は借地だったようだが、「上物だけ、建築費だけでも2000万円をかけた」と彼女が胸を張る、立派な平屋の一戸建てだった。

しかし、いくら長年の夢だったとはいえ、70代にして家を建てるだろうか。立派な家を建てたとしても、そこで暮らせる時間は限られている。何十年も、爪に火をともすような暮らしを続けながら、やっとの思いで蓄えた虎の子の2000万円をはたいてしまうだろうか。冷静に損得勘定をすれば、老後に、あるいは自分たち亡き後には息子に、現金を残すのが、正しい選択ではないのか。

彼女の訪問診療を始めたのはその後のことなので、私が往診に寄っていたのは、彼女自慢のマイホームだった。台所に居間、そして夫婦それぞれの居室が1つずつ、4つの部屋が「田」の字の形に配置された、言うなれば日本の伝統的な間取りだ。簡素だが効率的で、風通しのいい、気持ちのいい家だった。

「私には学はまったくないけどね、長いこと家政婦をして、あちこち、人様の家を見てきたから。どういう家が住みやすいのか、ずっと研究してきたんだよ」

こう言って、スミちゃんは笑っていた。

訪問診療医の立場からも、素晴らしい間取りだと思えた。足腰が弱くなる高齢者にとって、2階建ての家はほとんど意味がない。たとえ部屋数が多少増えたとしても、階段の上り下りが億劫《おっくう》になって、2階にある部屋は総じて「開かずの間」になるからだ。そして、シンプルな造りの家は、高齢者が行き来しにくい暗く狭い廊下もない。

夫婦が2人だけで、必要最低限の動線で生活が成り立つように、生きていけるようにできている。スミちゃんが「長年、研究してきた」と言うだけのことはある、じつに理詰めに設計された、よくできた家だった。

ただ1つ、スミちゃんの誤算があったとすれば、それは家の完成後、1年ほどで夫が他界してしまったことか。

「そうだね、お父さんはあっという間だったからね」

こう言って、彼女は寂しそうな笑みを浮かべていたが、少なくとも、自らの老後の設計はパーフェクトだったと思う。

彼女は、その簡素だが高齢者でも暮らしやすい家で、夫の死後5年ほどを過ごすのだ。彼女の望みとしては、最期の瞬間も自慢のマイホームで迎えることだったのだが、87歳のとき、トイレで動けなくなってしまい、さすがに観念せざるを得なくなる。

息子に相談を受けて、私は自分のグループが経営する施設への入所を提案した。

「施設のなかには、経口での食事が困難な高齢者の入居を拒んだり、入所できたとしても、いよいよ危ないとなると提携先の病院に送ってしまうようなところもあるが、うちは決して、そんなことはしない。ただ、入所費用が月々二十数万円かかる。向こう何年間もその金額を捻出することを想定すると頭が痛いと思うが、正直、お母さんは1か月は持ちこたえられないと思う」

私の説明を受けて、しばらく考え込んでいた息子だったが、最後は「お願いします」と私の手を握りしめた。

こうして、スミちゃんは自慢のマイホームを後にして、施設に入所した。そして、それから2週間で、静かに息を引き取ったのだ。

施設入所後、スミちゃんのもとを訪ねてきた息子に、私は聞いたことがある。お母さんが家を建てることを、なぜ反対しなかったのか、と。すると、彼は平然と、こう言ったのだ。

「たしかに、そこから先、何年暮らせるかわからない家を、わざわざ貯金を使い切って建てるなんて馬鹿げてるとは思いましたよ。でも、母の昔からの夢でしたから、反対はしませんでした。家ができて、とっても嬉しそうにしていた母の顔を見て、これでよかったんだと思ったんです」

**高齢の患者たちはよく「どうせ死ぬんだから」と口にする。老い先短い彼や彼女らにとって、その言葉は、私たちが想像するのとはまるで違うレベルの、リアリティを持っている。**

スミちゃんはそのリアリティをもって、わがままを完遂し、夢を叶《かな》えたのかもしれない。そして、そこには、母のわがままを許容する、心優しい息子の存在も欠かせなかったはずだ。

預金残高も生のエネルギーも使い果たして、スミちゃんは無事に旅立った。

## 最期のその瞬間まで「自分」でいたい

私の患者のなかに、60代半ばの歯科医師がいる。

間質性肺炎を患い、常時7～10リットルの酸素吸入を必要としている。椅子から立ち上がるだけで酸素濃度の低下が見られる重篤な患者だ。

しかし、彼はいま現在も週4日ほど、午前中に数名の患者を相手にするだけだが、歯科医として診療を続けている。

家族関係はやや複雑で、いろいろあって現在は独居。近くで暮らしている妹さんが、彼の療養を手伝ってくれている。

肺の「間質」と呼ばれる部分を中心に炎症が起こるのが、彼の患っている間質性肺炎だ。炎症によって徐々に肺胞壁が線維化し、硬く、分厚くなっていく。結果、肺がうまく膨らまなくなって、患者は息苦しさを覚え、咳が出て、進行すると呼吸不全に陥ることもある。

これは、あくまでも私の実感としてだが、この間質性肺炎に罹患《りかん》した患者は、気持ちが暗く、後ろ向きになってしまう人が少なくないように思う。

四六時中、呼吸困難と戦っているわけだから、気持ちが暗くなりがちなのも頷《うなず》けるが、この歯科医は、なぜか妙に明るい。主治医としては、彼に病識があるのか（＝自分が重症だと認識できているのか）否かを、疑問に思うほどなのだ。「自分はとてもじゃないが仕事ができる状態ではない」と、本当にわかっているのか、と。

しかし、相手は同じ医療従事者で、しかも、高校の先輩という個人的事情もあって、そのような疑問をぶつけていいものか、躊躇《ためら》われた。もし、病識がまったくなかったとしたら、いったいどう伝えればいいものか、頭が痛かった。

ある日、往診前に家の外で妹さんに聞いた。

「お兄さんは、自分の病気のこと、現状のことを理解していますよね？」

すると、妹さんは「当然、わかっているはずです」と言う。だが、それで、歯科医という仕事を続けるだろうかと、私は疑念を払拭しきれなかった。

仕事上、歯科医は患者の口中を診るために、前傾姿勢を取らざるを得ない。それは、間質性肺炎を患う彼にとっては、とてもつらい姿勢のはずだ。その点についても、妹さんに尋ねると「本人も、診察後は酸素濃度が下がっているのを自覚していた」と言う。それなのに、なぜ、診療を続けるのか……、やはり疑問は残った。

ある日のこと。歯科医院での診察中、彼が呼吸困難に陥ったと連絡が入った。急いで駆けつけると、やや持ち直した様子で「ご迷惑をおかけして申し訳ありませんでした」と、彼は笑顔で頭を下げた。

持ち直したとはいえ、酸素飽和度は60%台。危険な状態に変わりはない。2人の歯科医院スタッフ、それに妹さんも、すぐそばで彼のことを心配そうに見ている。私は、思い切って、本人に聞いてみることにした。

「先生は、この先、どのように過ごしていきたいと思っていますか？　病気の回復が難しいとしたら、どうですか？　いざというときは、救急車を呼んでほしいと思っていますか？」

頷きながら私の質問を聞いていた歯科医は、こう力を込めた。

**「自分が重症なこと、そして、治療法がないことはわかっています。しかしね、最期まで、最期のそのときまで、私は歯科医でいたいんですよ。この診療室で倒れることができたなら、もうそれが、本望なんです」**

これが、60数年生きてきた末に、彼がたどり着いた「答え」なのだ。

すでに死は覚悟している、しかし、もしここで歯科医をやめてしまったら、その先に自分のレゾンデートル＝存在する理由はいったいどこにあるのか――。彼は、そう私に言っているのだ。

その希望は理解できたものの、私は改めて聞いてみた。

「先生が歯科医であり続けるためには、妹さん、歯科医院のスタッフ、それに、これは少々おかしな話かもしれませんが、患者さんたち、そういった方々の協力が不可欠ですよね？」

するとʼ、彼は淡々と答えるのだ。

「妹は……、まぁ、わかってくれるでしょう。スタッフも、もう付き合いが長いので、きっと理解してくれると思います。患者さんも古くからの付き合いで、予約を入れていたとしても、私が『今日は調子が悪いのです、ごめんなさい』と言えば、笑って帰ってくれる人ばかりです。

患者さんも私も、ともに年をとりました。お互い、若いころは歯を削る治療が主でした。いまは、皆さんの入れ歯を外し、技工室で工作をして、患者さんの口に戻す治療がメインですから、長時間、前かがみにならずにも済みますから」

彼は現在も、患者や関係者の理解に甘えるスタイルで、歯科医を続けている。その姿を近くで眺めながら、私は考えていた。

**人はたとえ、80年、90年と生きながらえることができたとしても、そこにレゾンデートル＝存在意義がなければ意味がない、真に生きているとは言えないのかもしれない**

と。

さらに、踏み込んだ言い方をするならば、**何もなくとも、それさえあれば、人は生きられるのかもしれない**、とも思うのだ。

彼の「歯科医として最期を迎えたい」という思い。

ありのままの自分で生き続けること、自分という存在のままで、自分の命を燃やし尽くすこと——。これは、自らの存在意義を問い続けた彼が、命を賭して導き出した、人生の解なのだと思う。

そんな、切実な思いから導き出された解は、人を一段も二段も前向きにする。

**私は思った。周囲に少しくらい迷惑をかけたとしても、「そんなこと知るもんか」と腹を括《くく》ってもいいのかもしれないと。**

いや、できることなら、この彼のように、時間をかけて周囲の理解を得る、そんな関係性を築いておくことができたのなら、なおいいのかもしれない。

いずれ、誰しもに訪れる「老い」や「病」。

そのなかで私自身は、「最期の瞬間まで訪問医をしていたい」と、わがままを言うのだろうか。酸素吸入をしながら、患者のもとを訪ねる日が来るのだろうか。そして、訪問先の患者宅で、「今日は、俺のほうがあなたよりもずっと調子が悪いよ」と愚痴をこぼしながら、患者の胸に聴診器を当てていたりするんじゃなかろうか……。

そんな自分の姿を想像しながら、私は吹き出しそうになる。

そして、そんなわがままも、悪くないかもしれないと思うのだ。

## 「顔色をうかがわない」わがまま

定年後の時間は、
出世も、社会的な評価も、
しがらみとも無縁の「青春」の時代。
誰の顔色もうかがう必要のない自由を翼に
自らの探究心に花開かせる。
冒険したっていいじゃないか。

## 元研究所幹部が80歳で没頭した「本当の研究」

私の地元・つくば市は「筑波研究学園都市」を標榜《ひょうぼう》している。筑波大学が開学した1970年代以降、多くの研究機関が誘致され、現在では、およそ2万人もの研究者が地域で生活をしていると言われている。

そして、彼ら研究者もご多分にもれることなく、ほかの人たちと何ら変わらずに老い、やがて病に伏し、そして死んでいく。

私が訪問診療をしている患者に、83歳の男性がいる。

末期のがん患者だが、まだまだ元気なその人は、かつては国の建築・土木系研究機関の幹部も務めたその世界では有力な研究者の1人だったという。

彼は、数年前に鬼怒川で災害が発生したことから急逝《きゅうきょ》、研究生活を再開した。行政が隠していた事実を解明して科学雑誌に投稿し、2年前の治水政策転換のきっかけをつくったのだという。

鬼怒川洪水では堤防が決壊して、多数の人が逃げ遅れた。人家も浸水し生活できなくなった人が続出した。

水害の被災者たちに請われ、彼らを救済すべく弁護士に働きかけて始まった裁判も、このほど出された判決では、国の責任を一部認め、水害被災者に賠償金を支払う命令が下されたという。水害裁判で国が負けるというのは稀有《けう》なことらしい。

「現役時代の仲間を訪ねて事情を整理しました。皆さん協力的で、徐々にその実態が浮かび上がってきました。公表されている資料や幹部の手記などで裏づけをするうちに、国の責任というものがはっきり見えてきたんです。現在の私は、いわばフリーの身だからできたこと。現役時代にはこんなことは到底できなかったでしょう」

家族はあまり止めなかったという。研究者としての矜持《きょうじ》もあったようだが、知らない世界が見えてくる楽しさもあったという。退職から時間がたち、さまざまなしがらみも消えたいま、無垢《むく》な研究者の目で見れば、国の責任は明らかと思えたのだろう。裁判所が国の責任を認定する画期的な判決を下したことについて彼は言う。

「水害が起きる経緯を調べた自分の目から見ると、国の責任を認めた判決は法理にかなった、ごく当たり前のことのように見えます。裁判所にはまだ良心的な裁判官がいるらしいことがわかってほっとした気分になっています」

現在は、散歩や昼寝、湯治に大部分の時間をあて、順調に老いを重ねている彼の心境を聞いてみた。

「現役時代の自分は、研究には熱心に取り組んだつもりですが、現場にはどれくらい反映されたのか、こうしていまだに水害がなくならないことを見ると、どこかむなしい気持ちになることもあります。しかし、この数年間の研究生活はよかった。解放された自由な境地で、過去の行政の真の姿を感じ取る機会を得たことは大きな収穫です。

自分にとって『本当の研究』をやれたという達成感があります。

以前の自分は単純人間でした。いまは海鮮丼にワサビが加わったようなものです。

最近は軍事費拡大の裏に何があるか、この先どうなるか、自己流の深読みにふけっています」

## 〝新人臨床医〟としてのびのび生きる元教授

私が出た医学部の教授たちも、一様に年を重ね、なかには私の患者となる人もいる。

「先生、お久しぶりです」

先日、長年、生化学を研究してきた元教授を訪ねた。いまは悠々自適な生活を送っているものと思っていたら、とある老人病院で働いていると聞いて、驚いた。

「いや、私は医師免許こそ持ってはいたけれど、臨床の経験はほぼ皆無で、試験管の中の世界しか知らなかった。風邪をひいた患者1人、診たことがなかったんだ」

こう言って、自嘲気味に笑う彼は、定年退職後、地域の医師不足解消のために「微力ながら貢献したい」と考えたという。

「そんな自分でも、役に立てることがあるんじゃないかと考えたんだ。それで、近所の老人病院に雇ってもらった。もちろん、臨床経験はないわけだから半人前、研修医的な立場ではあるんだが、この年齢と、この風貌のおかげで、患者さんたちは誰もが私を、大ベテランの名医だと思い込んでいる。そう、私はいま、たいそう、かいかぶられているんですよ」

かいかぶられてはいても、まるで困ってはいない。むしろ、嬉しくて仕方ないといった様子で、満面に笑みを浮かべている。この元教授も、定年後の人生をのびのびと生きていると思った。

## 期限を意識した「自由」は、どこへでも飛ぶ翼に変わる

考えてみれば、私たちの多くは、いつも将来を見据えて時間を使ってきた。

子どものころ、本当は工芸を習ってみたいと思ったり、真剣に音楽に取り組んでみたいと思ったとしても、学校の成績に直結する学習塾に通ったり、受験に有利な英会話を学んだりしてきた。成人し仕事を始めた後も、出世やキャリアアップに有効な資格の勉強を優先したりした。それもこれも、先々を見て、損得を勘定し、生活が安定するように、家族を養っていくための収入が少しでも上がるようにと、ずっと考え、行動してきたわけだ。

しかし、私の患者である元教授も、先の元研究者にも、もはや、そんな縛りはない。

**定年を迎え、しがらみがなくなり、そして、何より「先」がない。だから、彼らは本当の意味で自由なのだ。**

彼らは自分の〝お迎え〟がそう遠くないことを自覚している。残された時間が有限であることを理解している。先がないという状況に置かれたことで、ある意味、**社会から解放され、そして、初めて自分の心の赴くまま、つまりはわがままに、やりたいことをやれる自由を得たのだ。**

**体はすでに満身創《そう》痍《い》だとしても、後先を考えなくていい人間の心は、どこまでも強い。**自由という翼があれば、これまで見ることのなかった、新しい世界は何歳からでも見ることができる。

## 「経験を語らない」正しいしなやかさ

人生の幕が下りるその瞬間まで、
人はどんな状況にあっても、
目の前のことから学べるらしい。
枠に自分をはめることは「簡単」だ。
老いてこそ、枠を出て、枠からはみ出しながら、
自分を広げて生きていけ。

## 「ぬりえ」に挑んだ画伯

それは、いまから9ほど前のこと。

90代を迎えたKさんを往診していた。Kさんは残胃がんから、がん性腹膜炎を起こし、自宅での緩和ケアを希望されたのだ。

初めて彼の部屋を訪問した日のこと。私を自室に迎え入れたKさんは、布団の上にあぐらをかいて座ると「絵を描く力も失ってしまった」と、静かに目を閉じた。

Kさんは、日本画の大家だ。

雪深い北陸の山村に生まれたKさんは少年時代、近くの寺に通いながら、そこにある屏風《びょうぶ》絵などを模写し続けた。幼い少年が、見よう見まねで描く見事な仏画。それを見た寺の住職は「この子の才能はただごとではない」と舌を巻いたという。やがて、その評判は京都まで届き、西陣織の染色画家が山村を訪ねてくる。そして「ぜひ、弟子に」とKさんを連れ帰ったのだ。

Kさんは、西陣織の図案職人の見習いとして修業を重ね、画業の腕を磨いた。戦後、東京に移って以降は染色画家として活動を続けながら、染色技術を発展させた独自の画法「あや絵」を完成させた。

あや絵とは、染色した佐賀錦の生地を裁断、パネルに貼って絵画にしたもので、照明や見る角度によって趣が変化する、独特の立体感を持つ。実際に作品を数点、拝見したが、気迫のなかに優しさが漂う素晴らしい作品だった。

往診を始めた当初、診療後に「また描かれてはどうですか？」と、僭越《せんえつ》ながら60色の色鉛筆を手渡したことがある。しかし、Kさんは「気力がね……」と一言つぶやいて、ゴロリと横になってしまった。

ほどなくすると、Kさんは家族の勧めで高齢者施設のデイサービスに通い始めた。その後の訪問診療で「デイサービスには慣れましたか？」と尋ねると、「まぁ、なんとか。修行と思って出かけております」と、小さな笑みを浮かべてみせた。やはり、つらいのかな――。

男性の場合、デイサービスになじめない人が少なくない。利用者がそろって歌う童謡や、並んで行う体操など、施設で取り組むレクリエーションが、どうにも子ども扱いされているように感じてしまうというのだ。

「デイサービスでは何かレクリエーションをされていますか？」と重ねて聞くと、Kさんは少し困ったように眉間に皺《しわ》を寄せ、小さく首を振った。

**「90歳を超えて、生まれて初めて〝ぬりえ〟をさせていただいてますわ」**

施設は、彼が日本画の大家と知らないのだろうか。いや、当然、知っているはずだ。国内外で個展を開催し、高い評価を獲得してきた画家にいまさら、ぬりえをさせるだなんて……、配慮が足りないにも、ほどがある。

「別のレクリエーションにしてもらえるよう、私から施設に話しておきましょう」

私の提案を聞いて、Kさんは笑みを浮かべ、改めて強く首を振った。

「いえいえ、私は修行と思ってやっておりますから、どうぞ、そっとしておいてください」

## 「教科書」にとらわれてはいないか？

次の往診のとき。Kさんが施設で描いた「ぬりえ」を見せてもらった。しかし、それはぬりえとは名ばかりの、見事な芸術作品だった。呆気《あっけ》にとられている私に向かって、彼は嬉しそうに言った。

「ぬりえのコツがわかりましたのや。普通は枠をはみ出さんよう塗りますでしょ。でも、自分の解釈で枠を越えて塗ったら、楽しめるようになりました」

たしかに、見せていただいたぬりえ、いや、作品は、微妙に枠を越えて色が塗り重ねられている。グラデーションが見事について、不思議な、独自の世界観がつくられている。作品に見惚《みと》れていた私にKさんは愉快そうに、こう言葉を継いだ。

**「平野さんもね、ときどきは医学書の枠を超えな、あきまへん。教科書にとらわれていると、患者は救われないこともあるんですわ」**

普通に考えれば、「画伯と呼ばれた自分が、なにゆえ、いまさらぬりえなんか！」と声を荒らげるか、そうでないまでも、嘆いて塞ぎ込んでもおかしくない。現に、私の往診が始まったころのKさんは「気力がない」と話していたのだから。

ところが、彼は「ぬりえ」という与えられたものを受け止め、消化し、自力で次元の違う作品に昇華させてしまったのだ。

## 頑なな老人になるか、しなやかな老人になるか

Kさんの生き様を見ていると、**人はいくつになっても、どんな境遇に置かれても、**

**目の前の物事から学ぶことができると思い知らされた。**
**新たな視点を得て、それまでとはまったく違う楽しみを見つけることもできる。**

高齢者とは、ただただ頑《かたく》なになるばかりと思っていたが、80歳になったとき、私も彼のように正しいしなやかさを持ちたいと、思ったものだ。

その後、Kさんは体調のよいときはもちろん、そうでないときでも「家族にはできるだけ心配をかけたくない」と、ずっと気丈に振る舞っていた。そして、改めて作品を見せてもらったとき、静かにこう教えてくれた。
「自分が死んで入る寺にね、極楽浄土の絵を仕上げて寄進しておいたんです。自分の病名を聞いてから、もう、時間がないなと思って描き始めて。それも、仕上げることができたので、もう、何の心残りもありませんわ」

柔らかな笑みを浮かべながら語られたその言葉どおり、Kさんはそれから間もなく、92歳で穏やかにその天寿をまっとうした。

「枠を超えな、あきまへん――」

日本画の大家らしい、じつに痺《しび》れる言葉を遺《のこ》してくださったと思っている。

以来、私はいまも、自分の仕事、医療の枠を考えている。

非常識と誹《そし》られようと、どこかの偉い医師から眉を顰《ひそ》められようと、人生の最終盤に差しかかった患者が、生を燃やし尽くす瞬間のために手助けする――そんな、わがままな終末医療を行う訪問診療医が、日本の片隅に1人ぐらい、いてもいいのではないか。

## 「恋心を解き放つ」

わがまま

自分の中の情熱が、
ある日突然、燃え始めることがある。
それは、若い人だけではないようだ。
いつだって、恋は人を「生」に彩る。
誰かへの想《おも》いを、味わい、解き放つ。
命ある限り、恋心は生まれ続けるものらしい。

## 恋は麻薬

「早く、お迎えが来ないかしら」

口癖のように、こう繰り返す女性がいた。

彼女は82歳になるアヤさん。

共稼ぎの娘夫婦と同居していたため、日中は家で独り過ごすことが多かったが、家族関係にはとくに問題はなかった。

夫の介護をしていたころのアヤさんは、とてもしっかりした女性だった。ところが5年ほど前、長年連れ添った夫に先立たれると、彼女の気力がみるみる失われてしまう。塞ぎ込むことが増え、日中は独り、床に伏している時間も長くなった。認知機能の低下がうかがわれることもあった。

心配した娘夫婦はケアマネージャーと相談し、母親をデイサービスに通わせることにした。当初、アヤさんはその提案を頑なに拒んでいたが、娘たちがなんとかなだめすかして通わせるうち、入浴介助などは気に入った様子も見せていた。

それでも、やはり周囲に関心を示すことは少なく、施設での会話を楽しむそぶりもない。身だしなみに気を配ることもなく、うなだれていることも多い。

そして口癖は「早く、お迎えが来ないかしら」。その姿は、まるで世捨て人のようだった。

**ところが。ある時期を境に、アヤさんの様子に変化が見られるようになった。**

デイサービスのスタッフとの会話も徐々に増え、自ら明るい服を選び、ボサボサだった髪に櫛《くし》も入れ始めた。あれほど、覇気なくうなだれていることが多かったのが嘘《うそ》のように、笑みが溢《あふ》れ、目には輝きすら戻ってきていた。認知症を疑わせるような症状も、まったく見られなくなった。もちろん、処方は一切変えてはいない。

ずっと自分の殻に閉じこもっていた彼女に、いったい何が起こったのか。

冬の晴れた日。昼食を終えたまどろむ午後に、あるスタッフが気がついた。

窓際に車椅子が2台、並んでいたのだ。1台にはアヤさんが、そして、もう1台にはシゲルさん

は3か月ほど前からデイサービスの利用を開始した彼女と同世代の男性、シゲルさん

が座っていた。

陽だまりの中、うたた寝するシゲルさんを、じっと眺めるアヤさん。やがて、シゲ

ルさんが目を覚ますと、2人は穏やかな口調で会話を始める。シゲルさんの言葉に、

アヤさんはほころぶ口元にたびたび、手を当てていた。

少女のようにはにかむその姿に、スタッフは「そういうことか！」と合点がいった

そうだ。

しかし、ここでスタッフは余計なことをしてしまう。「お2人はお友達になられた

んですね」と声をかけてしまったのだ。その言葉に、頬を染めた2人は、そそくさと、

それぞれの定位置に戻ってしまったのだ。

そんな、スタッフの余計な一言から気まずい空気が流れて以来、デイサービスで2

人がともに過ごすことは、どんどん減っていってしまった。アヤさんはデイサービスの利用こそ続けていたものの、また、以前のように元気をなくしていった。

見かねたスタッフが、2人の車椅子を並べ「お友達になってお話しなさってはどうでしょうか？」、改めてそう勧めると、シゲルさんが重い口を開いたのだ。

「私たちは、幼馴染《おさななじみ》だったんだ」

「私たちは、同じ村の生まれでね……」

戦前の日本。「男女七歳にして席を同じうせず」が当たり前の時代。2人で話したり、並んで歩くことなど、到底叶わない世の中だった。

「下校のときも、互いに距離をあけて歩きました」と、振り返るシゲルさん。

彼が初めてデイサービスに来たその日、アヤさんは「あの人に違いない、と確信しました」と言う。そして、その瞬間、彼女は変わったのだ。

**アヤさんの変化を目の当たりにして、私は痛感した。恋ほど強力な麻薬はないのか**

**もしれない、と。恋心を持てる相手が現れただけで、人はまるで別人になったかのように、生きる気力を蘇らせることができる。**

ずっと一緒にいたい、この先何年でも、ともに生きていきたい……そんな思いが、若い世代の、もしかしたら、本来の「恋愛」の意味するところなのだろう。

しかし、先がない時間を生きているからこそ、心身に大きく作用する麻薬のような恋もあるのだ。

かつて、歌人・川田順が詠《よ》んだように、**「老いらくの恋」には、怖いものなど何もないのかもしれない。**

## 恋多き70代「つくばのイタリア男」の羨望の最期

余命宣告されていても、女性を取っ替え引っ替えしている男性患者がいた。

70代のNさん。既婚者だが、彼の破天荒な生き方に、ほとほと愛想を尽かした妻は同居をよしとせず、末期のがんと診断されたNさんが、余命宣告を受けても、病院への見舞いも、引き取りも拒んだ。

そこでNさんは、市内のアパートに入居する。その年齢で、よく賃貸物件に入居できたものだと思ったが、なんでも息子が知り合いの不動産屋を通じて頼み込んでくれたということだった。

私はその息子からの依頼で、Nさんのアパートに訪問診療に通うことになった。

その数週間後のこと。何度目かの往診でアパートの彼の部屋の扉を開くと、見知らぬ60代と思しき女性が台所に立っていた。

「ん？　奥さんのはずはないし……、新顔のヘルパーさん？」

疑問に思った私が、黙ってテレビを見ていたNさんに尋ねると、彼は臆面もなく「彼女だ」と答え、笑うのだ。彼の言葉に、その女性が頬を赤らめ、黙って俯《うつむ》いたところを見ると、どうやらそれは本当のことのようだった。

後日、本物のヘルパーさんに聞いたところ、Nさんがアパートに入居して数日たったころから、その女性は現れたという。

「体調のいいときは彼女の運転で、近くのショッピングセンターとか、喫茶店まで出かけては、デートしてるみたいですよ。手をつないで歩いているのも見ましたよ」

70代の末期がん患者がデートしてはいけない法律はない。でも、どうして彼に、恋人ができたのか。女性を口説くNさんもNさんだが、口説かれた女性も女性だなと、余計なおせっかいを焼きたくなってしまう。

そして、実際にどういうわけなのか、Nさんはえらくモテた。

## 余命宣告されても「二股」デートにナンパ

ある日の昼下がりのこと。往診が重なり、昼食を食べ損ねていた私は、街道沿いのファミリーレストランに立ち寄った。

テーブルについて、メニューを手にとり、食べたいものを選んだ。そして、メニューからもう一度、顔を上げると、奥のテーブルに見知った顔が見えた。Nさんだった。病気の重篤さのわりには顔色は悪くない。そして、手前には女性の背中が見える。彼はまだ私には気づいておらず、お茶を飲みながら、女性と楽しそうに談笑していた。

「彼女とデートか」

そう思って、チラチラ見ていると、女性がトイレに立った。その顔を見て私は「あれ？」となった。先日、アパートで見かけた女性とは、別の人だったからだ。

私の存在に気がついたNさんは、違う女性といたところを見られ、気まずくなったのか、それからすぐに退店してしまった。私から顔を背けるようにして。

やがて、Nさんの体調は徐々に下降線をたどっていく。そこで私は、彼の息子と相談し、看取りを主目的とした老人ホームを紹介。Nさんはそこに入居することになった。

施設に入って以降も、彼のもとには連日のように、女性たちが訪ねてきていた。ときおり、診療に訪れた私ともはちあわせしたが、おおむねファミレスで見かけた女性か、台所仕事をしていた女性のどちらかだった。おおむね、というのは、ときに新顔も交じっていたからだ。

また、こんなこともあった。

高齢者施設の特集を組みたいという週刊誌からの依頼を受け、私はNさんも入居している老人ホームを紹介した。取材には、年配の記者と若い女性の編集者の2人がやってきた。

一通りの取材を終えた2人。談話室に置いていた荷物をまとめていると、そこにNさんが現れた。

「先ほどはありがとうございました」

女性編集者が彼に頭を下げた。Nさんも彼らに話を聞かれていたようだ。すると、Nさん、やおら彼女に紙片を手渡したのだった。

「何を、渡したんですか？」

見ていた私がすかさずつっこむと、Nさんは「なんでもないよ」と笑ったが、その紙にはNさんの携帯電話の番号が記されていた。

「また、口説いてるんですか？」

呆《あき》れた私がそう余計なおせっかいを焼くと、Nさんは「口説いてなんかいない」と口を尖《とが》らせた。

「追加で聞きたいことがあったら、いつでも電話してと、そう思ったんだよ」

そんなNさんの言葉に、女性編集者は恐縮しきりだ。するとNさん、すかさずこんなことを口走ったのだ。

「茨城県は新蕎麦《そば》がうまいんだ。どうせなら、新蕎麦の季節、そう秋になったらまたおいで。蕎麦でも食べながら、今日の続きを話そう」

モテ男の真骨頂を見た気がした。よく、イタリアの男性はあいさつ代わりに女性を口説くと言うけれど、Nさんは茨城生まれのイタリア男だと思った。

核家族化が進む現代の日本では、独居老人の数も飛躍的に増えている。

病院ではなく、自宅で、自分の好きなところで最期を迎えましょう、と私は説いて回っているが、それをしたくてもできない人が大勢いる。

看取ってくれる人がいなければ、自宅での最期はそのまま、痛ましい孤独死になってしまう可能性だって、決して低くはないのだ。

訪問診療医をしている私は、そういう孤独な末期患者には、Nさんのように最後まで面倒を見てくれて、最期を看取ってくれる施設を紹介している。

**いっぽうで最近は、家族以外の人間が、末期の人のそばに登場するケースも少なく**

ない。

いわゆる、内縁関係や不倫関係の相手だ。

この手のケースを紹介すると、「それは、その高齢者がお金持ちなんでしょ、財産目当ての人なんでしょ」などという、うがった反応がある。

たしかに、その可能性はゼロではないと思うが、間近で見てきた私には、多くの場合それはないとも断言できる。金も地位もない人にでも突如、内縁や不倫関係の相手が現れるのだ。寄り添ってくれる女性がいる男性患者が、私が担当している患者のなかだけでも、相当数いる。


Nさんはすずめの涙ほどの年金と、息子からの援助が多少ある程度で、財産らしい財産はまったくなかった。なかには、診察費や介護費用も踏み倒すような、世間的にはいわゆるダメ男と言われそうな男性もいた。ビールの空き缶や焼酎の空き瓶の中で万年床で寝起きしているレゲエなおじさんも、婚姻関係のない女性がその最期を世話した。

何ゆえ、彼らが女性を惹《ひ》きつけるのかはまったくもって謎なのだが、それでも、独居老人がここまで増えた日本では、彼ら彼女らの存在は、福音なのかもしれないと私は思っている。

## 火葬場で「彼女たち」に骨を拾われたモテ男Nさん

人生の最終盤まで浮き名を流したNさんにも、年貢の納め時が来る。

私が訪問診療を始めてから8年後、老人ホームに入居してからは6年後に、Nさんは帰らぬ人になった。8か月という余命宣告をはるかに超え、奇跡のように何年も生きながらえてからの、最期だった。

さすがに、その瞬間は、Nさんの「彼女」たちは老人ホームには来ていなかった。

ところが翌週、彼の遺体を火葬する葬祭場に、その姿はあったという。施設のスタッフが教えてくれた。

「私たちにも寂しさはもちろんありました。でも、あくまで事務的に進めていたんです。それは、ご家族である彼の息子さんも。ところが、斎場の部屋の脇で、さめざめと泣いている女性がいて。『もしかして？』と思って尋ねると、やっぱりNさんの彼女でした。

息子さんの許可を得て『どうぞ、もっとお近くに』と。すると、柱の陰でもう1人、嗚咽《おえつ》を漏らしている女性がいることに気がついて。念のためと尋ねると、彼女もNさんと親しくされていたと。

結局、この女性たち2人がメインとなって、Nさんのご遺骨を拾うことになったんですよ」

社会常識に照らせば、女性たちは不倫相手だ。決して、万人から褒められる関係性ではないかもしれない。

それでも、最期を看取るどころか、まさに、骨を拾ってくれる存在、それが、しかも2人もいるなんて……。私ですら少しばかり羨ましく思える、そんなNさんの最期だった。

**婚姻関係や血縁関係を超えた新しい死に方を、彼は私に見せたのだった。**非常識ではあるが、思わずあっぱれ！　と言いたくなる最期を目の当たりにした。

## 「見送る人を幸せにする」わがまま

どんなに人生で失敗しても、
周囲に後ろ指さされても、
みじめな思いをしたとしても、
最期の瞬間で人生は逆転できる。
「悔いなければすべてよし」。
見送る者たちも「悔いなく旅立ってほしい」と、
心のどこかでそう願っている。

## 「理想的な最期」破天荒な生き方にまさかの賛辞

Nさんの葬儀後、関わったスタッフたちと会ったときに、誰からともなく彼の話になった。

**「Nさん、最期まで楽しそうでしたよね」**

**「この孤独な時代に、ある意味、Nさんの死に方は理想的なのかもしれない」**

あっぱれと感じたのは、私だけではなかったようだ。多くの看取りを経験したその道のプロたちが、Nさんの最期を好意的に捉えていた。

受け止める側が許容さえできるのならば、わがまま三昧に生き、そして死んでいくさまというのは、どこか、すがすがしくすら見えてくる。もちろん、1つひとつの行いには眉を顰めることはあったとしても、だ。

女性が2人でお骨を拾うという、少々非常識ではあったかもしれないが、**関わった人に笑顔で送られた旅立ちに際し、生き様は死に様に現れること、そして、死に様とは、生き様なのだと感じずにはいられない。**

## 「正しいわがまま」と「ただのわがまま」

人生の最終コーナーに立ち会っていると、あらゆる「わがまま」があると思わされる。本書で書く私の患者たちの「わがまま」も、人によっては到底受け入れがたいわがままに感じるものもあるかもしれない。

それでも、私は本人が「こうしたい」というものは叶えさせてあげるべきだし、人生の最期くらい、わがままを言わなければならないと思う。そして、そんな思いは年々強くなるばかりだ。

この本のタイトルで「正しいわがまま」と表現したが、私が考える「正しいわがまま」とは、ただいたずらに誰かに一方的な迷惑をかけたり、攻撃したり、誰かを窮地に追いやるものではない。

**「正しいわがまま」とは、つまるところ「ゴーイング・マイウェイ」のわがままだ。**

誰かの意見に流されたり、自分ではなくて他人の目線を気にしたりというものから生まれたわがままは、「正しくないわがまま」だと思う。

そうではなくて、**出発点が自分のわがまま。それが正しいわがままだ。**

自分が、したいことは何か。

自分は、どうありたいのか。

そんな「自分」を貫くものを、人生の最終コーナーではとことん追求しなければならない。

先のNさんの貫いた「女性が好きだから、女性と心躍る時間を過ごしたい」というわがままだって、私から見れば正しいわがままだ。彼らしさを貫いた、まさにゴーイング・マイウェイのわがままだ。

そもそも、突発的な事故や急病で命を落とすことなく、「最期をどう生き抜くか」を考えることができるということは、幸せなことだ。

最期のわがままを言える、そしてそれを叶えるために動くことができる――そんな幸運の切符をもらったのなら、使わなくてどうする。

## 「正しいわがまま」は周囲も幸せにする

「あいつ、好き放題やったな」

「やりたいことをやった人生だったね」

葬儀の場。失意のなかにもときおり笑顔をのぞかせながら、見送る人たちがそんな言葉をかける旅立ち――そんな最期が、理想的ではなかろうか。私もそんな最期がいい。

わがままに生きろ、最後まで自分を貫け、と言うと、「わがまま＝周囲に迷惑をかけること」と捉えて、それはできないと思う人が多いのかもしれない。

**だが、私が日々、多くの患者を見送って感じているのは、「正しいわがまま」は、迷惑どころか、周囲を安心させ、見送る人の納得感をもたらすということ。**私たちが、Nさんの最期のときに感じたように、見送る側が幸せを感じることも多いのだ。

子どもを育てた経験がある同僚から、こんな言葉を聞いたことがある。

「怒られないように、親や先生、大人の顔色をうかがいながら行儀よくしているよりも、子どもが自分がやりたいことをのびのびやっているのを見ているほうが、幸せを感じる」

なるほど、看取りの場面も似ているのかもしれないと思ったものだ。

人生の最終コーナーでも、息子や娘、ヘルパーさんに怒られないように振る舞う、おりこうな人よりも、わがままに自分のやりたいことをやろうとする人を見ると、不思議とこちらも幸せな気持ちになってくる。

正しいわがままは、自分のためだけでなく、周囲のためにもなる——かもしれない。

## 「内縁者に看取られる」わがまま

婚姻関係も、血縁関係も超えた絆《きずな》が、
人生の最期の時間を
満たしてくれることがある。
自分の「心地よさ」を
最優先にするわがままがあっていい。

## 利根川を渡り見舞いにやってくる不倫夫たち

昨今、在宅療養の現場には、配偶者や子どもといった家族が不在なケースが少なくない。そしてそこには、先述のNさんのように「内縁」や「不倫」の相手が現れることが、とても増えている。

婚姻関係や血縁関係を超えた新しい絆——遠くの親戚より、近くの心許す誰か、と言いたくなるところだが、どうも「近く」とも限らないようなのだ。近年、2人を分かつ距離をものともせず、かいがいしく患者の世話をしに通う内縁夫、内縁妻が散見される。

80代の女性の訪問診療を引き受けることになった。

彼女には身寄りはなく、長年1人暮らしを続けているという。そこへ、子宮がんが見つかり、すでに終末期だった。

訪問診療を始めるにあたり、もろもろの契約を交わす段になって、1人の男性が現れた。聞けば、女性の内縁の夫だといい、契約などすべては彼が執り行うという。

初診の日にも、彼から「ぜひ、立ち会わせてほしい」と言われ、私は歓迎した。これからの女性の療養について話し合えるキーパーソンが必要だったからだ。私は「こちらこそ、ぜひお会いしたい」と告げた。

通常、このような場合には本当に「本夫」がいないのかどうか、確認を念入りに行う。後々トラブルになることのないよう、本人に聞くだけでなく、関係者から情報を集めることも欠かすことはない。そのうえで、この女性の療養については、この内縁の夫が面倒を見ることが適当、というか、彼しかいないことがわかった。

当日。彼は自家用車を運転して、彼女の自宅にやってきた。

なんでも、彼の住まいは東京の多摩地区だという。そこから遠路はるばる、およそ100キロの距離を移動して、茨城県までやってきたのだ。聞けば、2人は同じ職場の元同僚で、付き合いは半世紀に及ぶという。

私は、女性の今後について語るなかで、次のように質《ただ》した。

「この先、もし、患者さんの容態が悪化したときは、こちらに泊まって付き添うことは可能なんでしょうか？」

訪問診療医とはいえ、在宅療養中の患者に、私や看護師が24時間、付き添えるわけではないからだ。それに、たとえ大したことはできないとしても、心の支えになってくれる人間が近くにいるのといないのとでは、患者の心細さも違うはずだ。

しかし、この内縁夫の答えは「ノー」だった。

**「無理なんです。私だって、彼女のそばにいてやりたいのですが、じつは私には東京に別の家庭があり、妻もいます。こちらに泊まることはできないのです」**

バツが悪そうに男性は答えた。

当初、現場で私は、彼らのような存在の登場に、固まってしまうことが少なくなかった。

病状や今後の容態の見通し、この先の治療内容など、患者の個人情報、それも、もっともデリケートな部分を共有しなくてはならない。その相手が、法に則った家族ではないというのは、いささか、いや、正直かなり、具合が悪いと思ったのだ。

しかし、現実問題としては、独居の患者に寄り添う者はほかにいない。背に腹はかえられない。彼のような存在に、その役目を受け持ってもらうほかないのだ。

はたして、彼らはこちらの予想以上に介護上手だった。介護の技術的なこともそうだが、患者の気持ちを支えるという点では、当たり前だが、介護士など足元にも及ばない力を発揮する。

**患者にとっては、介護の技術などは二の次で、愛情という強い絆で結ばれた相手が近くにいてくれることほど、心強いものはない。それが、戸籍上の家族であろうと、不倫相手であろうと。**

そして、最近。私は彼ら内縁関係の介護者たちに、興味深い共通点を見つけた。

介護者が内縁の夫という場合、件《くだん》の多摩地区在住の彼のように、かなりの長距離を移動して、女性の自宅に通ってくるケースが、じつに多いのだ。

「いくらなんでも、遠すぎでは？」

私は彼にも、ほかの介護者にも、同じような、素朴な質問をぶつける。すると、決まって男性たちからは、「この距離がいいんです」という答えが返ってくる。

「あまり近いと、周りの目も気になるうえ、関係が露見することも目に見えている。家庭に介護は、いや、不倫は持ち込みたくないのです。そのためには自分自身も、頭の切り替えが必要で。それには、これぐらいがいい距離なんですよ。利根川を渡りながら、スイッチを切ったり、入れたりできるんです」


さらに、男性たちは異口同音、こんなことも言う。「妻には感謝しています」と。

多摩から通う男性も、不倫相手の手をさすりながら、悪びれもせずにこう宣《のたま》った。

「妻が丈夫でいてくれるおかげで、こいつの介護ができるんですから」

齢《よわい》50を超えて、やっと伴侶に巡り合えた奥手な私には、彼らの心理状態を正しく理解することは、到底不可能に思えた。

## 「愛し抜きたい」わがまま

終末期の「胃ろう」に断固反対している私が2700例のうち、胃ろう造設したのは70代の内縁夫婦に懇願された1件のみ。

「1分1秒でも長く一緒にいたい」認知症女性に寄り添い続ける1人の男性は、わがままに愛を貫いた。

## 私が唯一「胃ろう」造設した70代の認知症女性

もう、長いこと看取りの医者をしてきた私だが、基本的に胃ろう造設には反対の立場をとってきた。

胃ろうとは、胃に小さな穴を開け、そこに直接、栄養を投与する医療措置のこと。その小さな穴のことを、胃ろうと呼ぶ。

口から食事を摂ることができなくなった患者が、比較的簡単に栄養を摂取できる方法だが、介護者にとっては少なからず負担になるのも事実だ。まして、胃ろうを造設した患者が高齢で、認知症を患っている在宅療養者だとしたら……、介護者の不在は、そのまま患者の生死に直結することになる。

だから私は、間もなく老衰で最期を迎えようとしている患者の家族などから、胃ろうに関する相談を受けても、そのデメリットを説明し、胃ろう造設術を受けることは控えるよう、説得もしてきた。

それが最近、ある患者と介護者のカップルから、胃ろう造設の相談を受け、私は長年守ってきた信条を曲げることになった。

患者は70歳の誕生日を迎えたばかりの、認知症の女性。相手の男性も、70代。2人はいわゆる内縁の関係で、正式な夫婦ではない。

2人は交際を始めた60代のころ、もちろん、彼女の認知機能もしっかりしていた当初は「互いに延命措置はしない」という約束を交わしていたという。

男性いわく、その約束を交わした際、念頭にあったのは「5歳年長の自分が見送られる立場になる」ということだったという。

ところが、いざ蓋を開けてみたら、立場は逆になっていた。

認知症を発症した彼女と手を取り合うようにして、全国を旅したという。しかし、やがて彼女の認知症が進行し、互いの体力も衰え、男性は女性を施設に入居させることを決断する。

「最期まで面倒を見てくれるという約束で、入れたんだ」

２０２０年に始まった新型コロナウイルス感染症のパンデミック。その影響で、施設は面会を制限。男性も長期間、彼女に会うことが叶わなかった。

そして2年後、久しぶりに顔を見た彼女の変貌ぶりに、男性はうろたえる。長いこと、外部との接触を絶たれてきた結果、女性の認知症が劇的に進行してしまったのだ。

「これも運命と自分に言い聞かせるようにして、諦めようとも思ったんだ。それで、改めて施設に頭を下げたんです。『最期のときまで、どうぞ、よろしくお願いします』と……。ところが、施設長が『うちでは最期まで看取れませんよ』と言う。『約束が違うじゃないか！』と文句も言った。口論もしたが、『決まりは決まりですから』と開き直られてしまって。何より、私と施設で、面倒ごとを押しつけ合っているような気がしてきて、彼女が不憫《ふびん》で……」

男性は、数年ぶりに女性を退所させ、自宅で自らが介護する道を選ぶ。そして、私のクリニックがその手助けをすることになったのだ。

最初に彼女を診断した私は、正直、そんなに長くはもたないだろうと思っていた。1週間ほどで、息を引き取るのではないか、と。

ところが。愛する彼の近くにいられるということが、どれほど体調に好影響を与えたのかは不明だが、彼女はそこから持ち直したのだ。はっきり快方に向かったわけではないものの、女性の全身状態は、低空で、安定飛行に移行した。

ここで、男性は逡巡する。そして、私に向かって「少し時間が欲しいんだ」と切り出し、こう続けた。

「このまま逝かせてしまっては、彼女を施設に入所させたことを、私は一生後悔して過ごさなくてはならない。だから、彼女にはもう少し、長く生きてほしい。

平野先生が反対なのは重々承知でお願いしたい。先生が、そういった延命に関して、あまり、積極的でないことは、訪問の看護師さんたちから聞いている。こいつのいまの気持ちはわからない。いや、私のわがままで、迷惑なのかもしれない。

でも、もう少し、一緒にいたいんだ。

なんとか、彼女に胃ろうを造ってはもらえないだろうか」

## 「少しでも長く、彼女と過ごしたい」老境の純粋な思い

彼の言葉に、私は改めてこう返した。

「あなたがたは、互いに延命措置をしない約束を交わしていたんですよね。胃ろうというのは、まぎれもない延命措置ですよ」

それでも、彼の決意は揺るがなかった。「このままでは自分の心の整理がつかない、このまま死なれては、彼女に恨まれてしまう気がするんだ」と。

少し前のめりになって、真っ直ぐに私を見る男性。その目には「まだ、彼女との時間を過ごしたい」という切なる願いも見てとれた。私はその純粋な思いに気圧されていた。それに「この人なら、介護をまっとうできるかもしれない」とも思えた。それ

でも、もう一度、確認のために聞いた。

「彼女が、前の結婚の際に産んだお子さんたちは、彼女の介護をできる状況にはないと聞いています。つまり、年上であるあなたが、彼女の面倒を見ないといけません。胃ろうを造るということは、彼女の命が尽きるまで、あなたが彼女より1日でも長く生きて、世話をしなければならないことを意味するんですよ」

私が折れたことを悟ったのか、男性は冗談めかしてこう言った。

「それは、わからないな。私ももう70代だから」

笑みを浮かべる彼に、私は釘を刺した。

「あなたがたは内縁関係とはいえ、私はとても素晴らしいカップルだと思います。この年齢になっても支え合おうとする姿は、羨ましくすらある。そして、いま、このまま彼女が逝ってしまったら、あなたはきっと腑抜《ふぬ》けのようになってしまうのも、よくわかります。彼女を少しでも生きながらえさせたい気持ちも。**でも、これから先、胃ろうを造った彼女と生きていくということは、あなたは彼女より1日でも長く生きる**

**義務を、彼女より先に死ねない義務を背負うことになる、そういうことなんですよ」**

そう彼に話しながら、私は結婚式での誓いの言葉を思い出していた。

――病めるときも、健やかなるときも、あなたは〇〇を妻として愛し、敬い、慈しむことを誓いますか――

結婚式でこの誓いを立てる若い新郎新婦は、明るい未来だけを見つめていることだろう。しかし、いま私の前にいる2人の未来は……。

いや、いま、私の目の前の彼もまた、病めるときも健やかなるときも、彼女を愛し、敬い、慈しんでいるのだ。ベッドに横になっている女性は、自分が誰なのかすらもはやわからなくなった状態で、ただじっと彼を見つめていた。そして、そんな彼女ともう一度、視線を合わせた男性は、私からの忠告に何度も、何度も、力強く頷いてみせた。

その日のうちに、私は提携先の地元の病院に、女性の胃ろう造設術の依頼をした。

術後、2週間で退院した彼女。その後は自宅で、私との約束通り、男性が彼女の介護を続けている。

「あのときは、先生が言っている言葉の意味が、正直よくわかっていなかった。でも、始めて5日目ぐらいからわかってきたよ。たしかにこれは、けっこう体にこたえる。でも、いま、私は幸せだよ」

その言葉に私は、こう応えた。

「あのときは、少し厳しく言いすぎたように思います、申し訳ありません。でも、昨今、延命措置を希望したものの、その後の介護は他人任せという人があまりに多すぎて。それで、あんなキツい言い方をしてしまったんです」

私の言葉をどこまで聞いていたのかわからないが、男性は満足そうな笑みを浮かべながら、かいがいしく彼女の世話を続けていた。

## 「胃ろう」をすべきか否かを分かつたただ1つのこと

医学の教科書的には、胃ろうの「適応」と「禁忌」というものがある。医学生は、それを暗記し研修医は、それに基づいて胃ろうを造るかどうかを検討するだろう。

**しかし、私自身は、いまから30年ほど前、研修医の時代から、胃ろうの適応、つまり、「胃ろうをしてよいものかどうか」について、思い悩んでいる。**いわゆる〝老人病院〟で当直のバイト中のある経験からだ。

ある正月の朝、当直室の電話が鳴った私は、眠い目をこすりながら呼ばれた病棟へ向かった。そこで見たのは、左右の病室に、目は開いているが意識はないと思われる患者が枕をそろえて寝ている光景だった。その数、80人はいたと思う。そのなかの1人が正月の朝に息を引き取ったのだ。

私は、その患者の呼吸が停止したことを確認し、一度も会ったことのないご家族に電話をした。家族の住所ははるか、80キロ先の都内だった。

「もしもし、朝早く、すみません。〇〇病院で当直をしております平野と申します。

こちらでお預かりしているお父様が、いましがた息を引き取られまして、申し訳ないのですが、こちらにおいでいただけますでしょうか？」

しばらく沈黙があり、電話の向こうの息子は答えた。

「今日、正月だからね、まいったなあ。３日ぐらいしたら引き取りに行くから、心臓マッサージでもして待っててよ」

この親子にどんな経緯があったかわからないが、30年前は、こんな感覚で胃ろうを造っていたような気がする。いまも、初診時にすでに胃ろうが造られているケースも多い。ご家族に「なぜ、胃ろうを造られたのですか？」と尋ねると顔色ひとつ変えず「病院で造れと言われたから」とあっさり答える。そして、介護をする気は家族にはまったくないのだ。

私は想像する。年老いて意識がない自分に、あっさりと胃ろうが造られ、誰も私を知らない病院で、誰も私に興味を持たず、毎朝、毎晩、栄養を入れるチューブが接続されている姿を。正月が来たことも、外でサクラが咲いていることもわからずに、年齢は重なっていく。

これは、人それぞれの違う価値観だから、何とも言えない。なかには、脳血管の疾患で脳外科医たちの懸命な治療で命を取りとめたものの、意識はないというケースもあり、自分で食べる力がなく、長い点滴の期間を経て、胃ろうに移行せざるを得ないケースも多くあると思う。だから一概に「胃ろうはいけない」とも言えないのは事実だ。

**そのうえで、胃ろうをしていいのか、私が考えるのは、「相手に対しての想《おも》い」だ。**

私が唯一胃ろうを造設した女性と内縁の夫の2人は、胃ろうを使用して4か月目を超え始めた。「せめて、年が越せれば」がいま、「サクラを見せたいな」に変わった。

2人の関係は、高校生の恋愛のように純なものに私には見える。そして、彼は、これ以上の延命は考えていない。次に何かが起きたときは、彼女の手を、そっと握って、受け入れようと決めているのがわかる。

**私の最終的な胃ろうの「適応」は、「そこに、愛はあるんかい？」――これだ。**内縁の夫が貫いた、愛とわがままが、ヤブ医者の心を動かした。

## 「仲間とともにいたい」わがまま

病院で死ぬか、施設で死ぬか、自宅で死ぬか。
そんな不毛な3択問題はとっとと解決しよう。
自宅で死にたいという意思表示をしておく。
それができる状況をつくるために、早めに動く。
さらには、「誰に看取ってもらうか」も、
考えておくのがいい。

## 部活仲間たちと最期の瞬間まで「青春」を味わい尽くした70代男性

自宅をはじめとした好きな場所で最期を迎えることが、患者当人にとってはもっとも幸せらしいという確信のもと、私は常々**「自宅で死のうよ」**と言ってきた。

もちろん、患者の周囲の状況が、それを成せるかどうかのカギになるから、その準備をすること、自分も、看取る側も覚悟を決めておくことは必要になる。

**どこで死ぬかと同じように「誰に看取られるか」も、もはや自分で決めていいのではないかと、私は思っている。**

既存の社会的な関係性や保守的なしがらみを超えて、「本当にこの人といたい」「最期はこの人に寄り添ってほしい」と思える、その誰かを選ぶわがままも、どこで死にたいのかと同様の、正しいわがままだと思うのだ。

末期がんの告知を受けた72歳の男性がいた。

結婚はしておらず、子どももいない。

「今日、病院で自分の病気の説明があるから、ついてきてくれないか」

天涯孤独の身の彼が、そうやって声をかけたのは、親類でも、内縁関係にある者でもない。**男性が付き添いを依頼したのは、高校時代のヨット部の仲間たちだったのだ。**

海洋冒険家・堀江謙一さんの『太平洋ひとりぼっち』に感銘を受けた世代。茨城県の、当時の高校生たちにとっても、霞《かすみ》ケ浦から太平洋に漕ぎ出すことは1つのステータスだったに違いない。

そんな、眩《まぶ》しい青春の時間をともに過ごした仲間たちに、男性はある意味、とても無茶な頼み事をしたのだ。

そのとき、医師から告げられたのは、主に2点だった。

本人が末期のがんであること。そして、もはや病院で施す治療は何もなく、「この先は自宅か施設で過ごしていただくことになる」ということだった。

しばしの沈黙が流れた。

やがて、自分自身の運命を受け入れた男性は、不意にすぐ隣で押し黙ったままでいた後輩の手を握って、頭を下げた。「よろしく頼むよ」と。


いくら、10代の多感な時代、ともに汗を流した仲間からの頼みとはいえ、親兄弟でもない人の世話なんて……。

ごく普通の感覚の持ち主ならそう思うかもしれないが、驚いたことに、彼らは違った。なんと、末期がんの男性の介護を、仲間全員で引き受けるという一大プロジェクトを敢行するのだ。


手を握られた後輩は苦笑いを浮かべつつ、正直にこう告白した。

**「あの瞬間は、『な、なんで俺？』と思いましたよ。親の介護すら、経験したこともなかったですから」**

それでも、彼らは、男性のために走り回った。

すぐに入居できる施設を探し回り、あっという間に彼の〝終《つい》の住処〟を見つけてきた。会計を担当する者、必要な物資をそろえる者、ただ、毎晩のように施設に通ってきては、寄り添い続ける者……。仲間たちは役割を分担し、それぞれができることを精一杯やりながら、男性の最後の時間を支えた。

仲間のなかには女性の姿もあった。聞けば、国体のセーリング競技で優勝経験もあるという猛者《もさ》だった。

そんな女性がかいがいしく彼のことを介護する姿を目の当たりにして、私は勝手に思い込んでいた。２人は過去に男女の関係があったのではないかと。ある日、その疑問を彼女にぶつけると、彼女は笑ってこう返した。

「ない、ない、あるわけないでしょ。そんな、ややこしい過去があったら、いまこう

して パンツ下ろしたり、おむつ替えたりなんてできんわ」

そんなものかと思う半面、過去に何もなかった男性の、下の世話なんてできるものだろうか、と思ったりもした。

## 「誰に見送られたいか」を考えてみる

彼らを見ていると、これからは血縁に頼れない時代なのだと、つくづく思い知らされた。

核家族化が進み、誰にも高齢独居の可能性がある現在、死期の迫った患者の介護をしている人というのは、配偶者や子どもばかりではない。

先にいくつもの例を紹介してきた内縁関係にある人が介護を担うケースはお伝えしたとおりだが、親類でもない者や、子や親族には決して歓迎されてはいない者……。

こんなことを書くと、保守的な人たちから集中砲火を浴びそうだが、私は当事者同士に強い絆があるのならば、血縁に関係ない誰かが、生い先短い患者の面倒を見ることは、大いに結構なことだと考えている。

不倫も内縁も大歓迎。部活仲間が看取るというケースは多くはないが、部活仲間たちに見送られるなんて、人生の最終末を、青春時代の思い出とともに結ぶようで、じつにすがすがしいものに感じる。

**死に場所を自由に選びたいと考えること、それと同じように、その瞬間を、誰に寄り添ってもらいたいのかも、旅立つ人の意思がもっと尊重されていい。**

件の男性は、がん告知から3か月を経たある夜、仲間たちに囲まれながら、静かに息を引き取った。

私は死亡診断書を書きながら思った。彼に対して、私たち医療者が果たした役割は、じつに微々たるものだった、と。彼の最期を、わずかでも幸せな時間にしてくれたそのすべては、彼の仲間たちがもたらしたものだった。

死後、彼の遺骨は、仲間たちの手で霞ヶ浦に散骨された。

そこは、高校時代に皆でヨットを浮かべた入江。

半世紀を経て、部活でともに汗を流した水辺は「別れの場所」になり、かつての仲間は葬儀の参列者となったのだ。

## 「悠々と生きる」わがまま

幸せかどうかは、「条件」では決まらないことを
日々痛感させられる。
体に不自由があっても、幸せ。
お金がなくても、幸せ。
家族がいなくても、幸せ。
余命がわずかでも、幸せ。
悠々と生きる人に、悲壮感は見当たらない。

## 決して嫌われない、わがままの「お手本」ヨシオちゃん

74歳になる、ヨシオちゃんという患者がいる。

ヨシオちゃんは生まれながら脳性麻痺で、身体障害者手帳を持っている。歯磨きも、着替えも自分1人ではできない。ただ、知能はすこぶる優秀で、市内の将棋大会では上位入賞の常連だった。電動車椅子を駆使して、ショッピングセンターやスナックに気ままに出かけていく。

だから、私が往診の約束の日に自宅に出向いても、不在のことが少なくない。そこで私は、彼の診療日は朝いちばん、寝起きを襲うことにしている。すると彼は、幸せそうに布団で眠っているか、もしくは、朝からジョッキでビールを飲んでいる。

ヨシオちゃんには、親衛隊がいる。彼の気ままなわがままに、理解を示すヘルパーの女性たちや、スナックのチーママさんだ。コロナ禍前にはヘルパーさんたちを誘って昼からスナックでカラオケに興じていた。両手に花で、左右の耳に息を吹きかけられ、いい年をして「キャッキャ」と逃げ回る、そんな遊びを楽しんでいた。

いっぽう、正統派のケアマネさんや意識の高そうな福祉系スタッフとは相性が悪い。彼女が老人ホームへの入居を勧めたときなど、ヨシオちゃんは口から泡を飛ばしながら「ばーか！」と怒りを露わにしてみせた。

そんなヨシオちゃんが先日、事故に遭ってしまった。いつものように電動車椅子で移動中、背後から来た乗用車にはねられたのだ。結果、ヨシオちゃんは、ほぼ寝たきりの状態になった。

いよいよ、どこかの施設に入居しないといけないのでは……、私も、彼の親衛隊たちも皆がそう心配したが、当人はケロッと拒否。親衛隊のヘルパーさんも「これからも彼を自宅で支える」と決意表明したことで、これまで同様、ヨシオちゃんは在宅での療養生活を続けられることとなった。
一時、ガクンと減っていた食事量も再び増えてきた。最近ではビールが飲めるまでに回復している。ただ、事故のダメージは大きくて、いまもベッドの上を離れられずにいる。

## 「ただのわがまま」じゃない、「生き様」まで突き抜けたわがまま

今回、私は彼の親衛隊の1人、女性ヘルパーさんと話す機会があった。50代の彼女は、74歳のわがまま三昧の身障者を「男っぷりがいい」と評した。

**「ヨシオちゃんってさ、わがままなやつだけど、憎めないんだよね。あいつは生き様が素晴らしいと思うんだ」**

茶髪で眉毛のない、元ヤンキーと思しきヘルパーさんはこう言って笑う。

「何事も、あっさりしてるんだよね。いつまでも同じこと、グズグズ言わないというか……。あの事故のときもさ、あんまりあっさりしてるもんだから、はねた加害者のほうが、驚いてたんだから」

聞けば、事故に遭ったヨシオちゃん、救急車で駆けつけた救急隊員に向かって「病院に連れていくな！」と暴れたんだとか。そのうえ、事故については、たった3日で示談。「何もいらない、許すよ」と。加害者は恐縮しきりだったという。

「なんで許したのか？　なんか、あいつが言うには『いい人だったから』って。ありえないよね（笑）」

ヨシオちゃんには結婚歴があった。若いころ、一目惚《ぼ》れした同じく障害を抱えた女性を口説き落とした。親戚一同が猛反対するなか「俺が彼女を必ず守る」と宣言し、結婚にこぎつけた。事情を知るヘルパーさんは、こう言って笑った。

「そこまでは格好いいんだけどさ、その後のことを聞いたら、どう贔屓目《ひいきめ》に見ても、守ってもらってたのはヨシオちゃんのほうなんだよね（笑）。でも、その奥さんに先立たれちゃってね。でも、あいつ、奥さんとの約束を守って、遺骨を沖縄の海に散骨しに行ったんだよ」

彼女たちも、ヨシオちゃんの高齢者施設入居を反対していた。

「たしかに、ヨシオちゃんの在宅介護はたいへんだよ。夜中にも、2〜3回は下の世話があるから。だけど、あいつは私たちに気を遣って起こそうとしないから。逆にこっちが心配になって聞くんだよね、『大丈夫？』って。なかにはさ、きれいごと言って『ホームに入りましょう』なんて言う介護士もいるよ。だけど、本人はもちろん、私たちも反対してるの。会社からは睨《にら》まれちゃうけどね（苦笑）」

私が訪問診療を始める際は、本人はもちろん、親衛隊も身構えていたそうだ。

「往診に来る医者が、『在宅療養は無理、施設に入ってください』って言い出したらどうしようって、みんなで言ってたんだ。それに、『お酒はやめなさい』とか言われちゃうんじゃないかって心配もしてた。ところが、あんた（私）はさ、『好きなだけ飲め』って言うじゃない（笑）。みんなで驚いたし、喜んだんだよ」

たしかに、私はそう告げた。残り少ない人生、いまさら好きなことを取り上げて、数年なのか、数か月なのか、寿命を延ばして何になるのか、と思っているからだ。

**ヨシオちゃんに限らず、酒をやめろとも、たばこを控えろとも私は言うことはない。食べたいものは食べていいし、やりたいことならやったほうがいい（「ただし、あんまり周囲に迷惑かけすぎない程度にね」という言葉を添えて）。**だが、約束の往診の日に家にいなかったり、ヨシオちゃんのわがままに振り回され、閉口したのも事実だ。それは、ヘルパーさんたちだって同じだ。

「たしかに、ヨシオちゃんはわがままだけど、筋が通ってるんだよね。そこまでこっちを不愉快にさせないというのか。あいつから『ごめん』なんて絶対、言ってくれないんだけど、こっちが怒ると、かわいらしくシュンと、しょげるんだよね（笑）。それで1時間ぐらい放っておくんだけど、だんだん不憫になってきて。『ごめんな』って私から謝るしかなくなる。そうするとまた、笑ってさ、『もういいよ』って許してくれる。本当はさ、私はひとつも悪くないんだけどね（苦笑）」

## 結局、幸せに「お金」も「健康」も関係ないのか

私はいま現在も、600人ほどの訪問診療の患者を抱えている。病院の診察室と違って、自宅という安心できる空間だからなのか、患者たちは自分の身の上話をよくしてくれる。そして、病状とは別に、自分の生い立ちや境遇について、愚痴をこぼす人も少なからずいる。

生まれた家が貧しく学校に行かせてもらえなかった、本当に好きになった人と一緒になれなかった、本当は違う仕事に就きたかったが、生育環境が許してくれなかった、配偶者の行動が怪しい、嫁とうまくいっていないために息子が家に寄りつかない、親族に財産を狙われている……。

私は「これも仕事の一環」と思い、ときに「この社会が悪い」とまで言い出す患者

の終わりない愚痴に付き合う。だが、こちらも人間なので、そんな話を延々聞かされて、ゲンナリすることだってある。

しかし、このヨシオちゃんは、そんな恨み言をおくびにも出さない。愚痴ひとつこぼさない。ヘルパーさんも言う。

**「ヨシオちゃんってさ、生まれたときから、イヤって言うほど理不尽な目に遭ってきたと思うんだよね。それなのに、いっつも笑ってるんだよ。いや、だからこそ、笑うのかな。そんな、あいつを見てるとさ、最後まで一緒にいてやろうかなって、そう思うんだよね」**

どんなに不自由を感じていても、いつも前向きに、悠々と生き続ける。その姿勢に皆、気づかぬうちに手を差し伸べたくなってしまう、そういうことなのかもしれない。

事故後、スナック通いができなくなってしまったヨシオちゃん。「さぞ残念がっているのでは？」と尋ねると、ヘルパーさんは笑ってこう教えてくれた。

「大丈夫よ。昨日もチーママを自宅に呼びつけてさ。囲んだ私たちから、耳を『フウフウ』されて、キャッキャ笑って、ご機嫌だったから」

74歳、独り身で寝たきりの身障者……、もしかしたら、部外者の目には絶望的境遇に映るかもしれない。だが、ヨシオちゃんはわがままいっぱいに、残り少ない人生を、きっと今日も、いまこの瞬間も、楽しんでいる。

**人生を謳歌《おうか》するためには、出自や地位、財産なんて必要ない。**
**健康かどうかだって無関係ということか。**
**すべては心の持ちようが、自分の幸せや不幸せを決めている——。**ヨシオちゃんはそう教えてくれている。

# 3章

## おりこうな
## 年寄りになるな

## 誰かの言いなりにならない。
## 自分で「考える」

息子に言われたから、
娘に勧められたから、
テレビで言っていたから、
――じゃなくて、自分で考える。
「いいわがまま」の始まりは、
自分で考えること、想像すること。

## 〝ピンピンコロリ〟は本当にいいか

昨今、多くの高齢者が「死ぬときは、ピンピンコロリがいい」と言う。はたしてそれは、本当に理想的な死なのだろうか。

こたつで隣に座っていた夫。テレビを見ながらみかんを食べていたと思ったら、突如、苦しみだし、気がついたらもう息もしていない——。これがピンピンコロリの、典型的な最期だろうか。

しかし、その瞬間までピンピン、健康体だったわけだから、夫には当然、訪問診療の主治医などいない。つまり、自宅で急逝してしまえば、結果は警察沙汰となる。司法解剖だって入る。

何より、隣で一緒にみかんを食べ、テレビを見ながら馬鹿笑いをしていた妻や家族にとっては、それまで元気だった夫や父親が突然、帰らぬ人になった事実を受け止めきれないだろうし、頭の整理が追いつかないはずだ。何歳であれ、お互いに死を覚悟する時間が必要なのだ。

つまり、ピンピンコロリという最期は、当人にとっては、ずっと元気に暮らしながら、事前に不安に駆られることもなく、恐怖に慄《おのの》くこともなく、急にコロッと逝けるのだからいいかもしれないが、残された家族にとっては、不都合なこと、このうえないということになる。

**その点で、炎上を恐れずに言うならば、私はがんで最期を迎えるというのは、理想に近い死に方であるように思えるのだ。**

## がんなら「理想的に」死ねる？

もちろん、がんはその種類にもよるが、発病後に激しい痛みや苦しみを伴う病気だ。当人にとってみれば、理想的なんて口が裂けても言いがたいだろう。だが、最近は「がんは治る病気」なんて言い方をするようになったように、がんという病名＝即、死を意味するものではなくなってきた。「がんサバイバー」と言われる方も多く存在する。何よりも、緩和ケアの登場と発展で、その痛みや苦しみを軀体《くたい》的にも精神的にも、かなりコントロールできるようになってきているのも事実だ。

いっぽうで、多くの患者とその家族にとって、がんは相変わらず「不治の病」という認識が強い。がんを患うということは、死の淵《ふち》に立った心境になる。**つまり、がんを患った人とその家族は、その経過時間の長短はあれど、少しずつ死を受け入れ、その瞬間に向かって歩みを進めることができる。**元気なうちに物理的にも精神的にも、多くの物事の整理をつけて、当人は旅立つことができるし、家族は見送る心構えができるようになる。

そして、多くのがん患者は末期を迎え、一定の時間が経過すると、その容態は急変し、ドンと全身状態が悪化する。その後、患者の意識は飛び、最終的には痛みや苦しみずら感じることなく、息を引き取ることになる。

言うなれば、その直前は決してピンピンとは言えないまでも、最終的には「コロリ」に比較的近い最期を迎えられるのだ。

誰もが恐れる人類の天敵のような存在・がんだが、いま、ここまでがんで亡くなる人が増えた遠因には、医学の発達もあると私は考えている。

かつてなら、結核やさまざまな流行り病で終焉《しゅうえん》を迎えていたはずの命が、劇的に進歩した医学によって救われ、生きながらえた結果、がんという「ラスボス」が登場したようなものなのだ。

医療の発展した先進国・日本で生まれ、死んでゆく私たちは、このラスボスを手懐《てなず》けることは到底できないまでも、折り合いをつけ受け入れることが、理想の死に近づく方策ではなかろうか。

## 「先生、死に方を教えて」と聞かれて答えること

「死ぬときっていうのは、どういうものなのか？」

私のような、末期の患者ばかりを診ている訪問診療医の場合、この手の質問はよく受ける。**「先生、死に方を教えてくださいよ」と聞かれることもある。**

それは、いままさに苦しみもがいている患者当人からもそうだし、意識を失くした患者の家族からも。「この先、主人はどうなっていくんでしょう？　痛みや苦しみはひどくなるんでしょうか？」といった具合だ。

そんなとき、私はまず「私も、死んだことがないからわからない」と答える。すると、多くの場合、患者やその家族は「そんなことはわかってる」という顔をする。そこで、私はこう続けている。

「生まれてきた赤ん坊を想像してください。だんだんと目が見えるようになり、寝返りを打ち、ハイハイをして、そして1年ほどかけて2本足で歩きだすといった具合に、どんどん、人間としての機能を獲得していく。今度はそれとは逆のことが起こると考えてください。腰が曲がり、歩くこともままならなくなり、やがて寝たきりになって、それまで当たり前だった食べるという行為ができなくなって、衰弱していくんです」

つまり、人の死とは、急にパチンとすべてが事切れるわけではない。大きな部屋にあるたくさんの照明を1つずつ消すように、ぱちぱちぱちと、1つひとつスイッチがオフになっていくのだ。

「そして、意識が混濁し、最後は下顎《かがく》呼吸というものが始まります。これは、酸素の取り込みが少なくなることで、体が顎と喉の筋肉を動かし、なんとか酸素を取り込もうとする呼吸状態で、見た目には苦しそうに見えたり、あえいでいるようにも見えるのですが、患者はこのとき、苦しんではいないのです」

下顎呼吸状態の患者の体は酸素の取り込み量が減り二酸化炭素過多になることで、脳内麻薬物質のエンドルフィンが分泌される。そのため、本人は苦しみや痛みは感じていないとされているのだ。

**そして、このタイミングで患者の多くが唐突に会話を始めるのだ。会話の相手は、とっくの昔に他界した自分の母親ということが多いように思う。**

これは、俗に「お迎え現象」などと呼ばれるもので、決してオカルト的な話ではない。患者は脳内麻薬の影響で、この時間、幻覚を見ているのだ。しかし、お迎え現象とはよく言ったもので、会いたい人との再会を経て、それまで恐怖の対象だった「死」に対して、「あの世も悪くないかもしれない」と、錯覚を起こすように思う。

以前、海岸沿いの町の病院で働いていたとき、溺《おぼ》れて救急車で運ばれてくる人のなかに「苦しみの先に、キラキラと輝いている世界にいた」と話す人がいた。また、大昔から、人は死の直前に走馬灯を見る、という表現もよくされてきた。このキラキラした世界や走馬灯も、おそらくはお迎え現象と同じように、脳内麻薬が見せるものだと考えられる。

また、食事が摂れなくなって衰弱していく過程でも、人は多幸感を得ると言われている。

食べることができず、飢餓状態に陥った体の中では、エネルギー物質を補うために脂肪組織の中の中性脂肪が燃焼、分解され、そのうちの何割かがケトン体という物質に変化。そして、脳がケトン体を主要エネルギー源に切り替えると、空腹感は消え、多幸感を覚えるようになるのだ。

その昔、洞窟にこもって生きたまま成仏した高僧たちが目指したものは、おそらくこのケトン体による多幸感だったのではないかと思われる。やがて、いよいよの瞬間になると、脳内麻薬が彼らに曼荼羅《まんだら》を見せたのではないか。

**「つまり、人の死、とくに老衰や自然死と呼ばれるものは、その場に立ち会い目撃し**

ているご家族が感じるほど、当人は苦しくはないのです。それどころか、自らが死を受け入れたことで、幸福感に包まれているはずです。私自身は神様を信じてはいませんが、誰かが人の体をそのようにつくってくれたんです」

ここまで説明をしたうえで、私はこう言葉を継ぐ。

「しかし、医療が発達した現在、さまざまな蘇生のための措置や延命措置が、安らかな死の瞬間を邪魔している可能性すらあるんです」

## 人は本来、「自然な状態でまっとうしたい」生き物

以前、こんな患者と家族がいた。

患者はいよいよ死期が迫る80代の女性。自宅の和室で、布団に横たわる彼女＝おばあちゃんの周りを、10人ほどの子や孫が取り囲んでいた。この人たち全員が、とても

優しい、いい人たちだった。だが、それゆえに彼らは、おばあちゃんの穏やかな旅立ちを、阻み続けてしまうのだ。

おばあちゃんの意識が遠のき呼吸が限りなく弱くなった次の瞬間、家族みんなが大声で呼びかけ始めた。しまいには、蘇生術を学んだ経験のある孫が彼女に馬乗りになり、両手で胸を強くリズミカルに何度も押したのだ。

すると、「ゲホッ」と咳《せ》き込むようにして呼吸を再開し、この世に踏みとどまったおばあちゃん。家族は拍手喝采、孫は大手柄を挙げたと言わんばかりにガッツポーズだ。

私は彼らに「次は、そっとしてあげたほうがいいですよ」と助言した。「ご本人を楽に逝かせてあげたほうがいい」と。

しかし、また数分後、おばあちゃんの意識が遠のいていくと、またしても家族は呼びかけ、馬乗りに、蘇生術を繰り返す。そして、また踏みとどまるおばあちゃん。

ここで、驚くべきことが起こる。当人が言葉を発したのだ。

「もう、いいかげんにして！」

結局、この女性はこの日、亡くなることはなかった。
そして、2日後の深夜、寝床を取り囲む家族全員が疲れ果て、眠りこけてしまっていたほんの数分の間に、まるでそのタイミングを見逃すまいとしていたかのように、おばあちゃんは旅立ったのだ。

あの世の入り口に足をかけながら、何度も呼び戻されていたおばあちゃん。女性が息を引き取る瞬間、私には「いまだ、逝っちゃえ！」という、彼女のいたずらっ子のような声が聞こえた気がした。
いま振り返れば、逝きたいと思ったときに逝く――これこそが、究極のわがままなのかもしれないと、私は思うのだ。

## 人生終盤の「居場所」はお金で買うな

超高級老人ホームを買えば安泰、と思考停止してはいけない。お金で設備は買えても、安心できる心地よい人間関係は買えないのだから。

## 最後の居場所はお金で買えない

少し前、ある高級志向の雑誌で、入居金1億円という、超高級老人ホームの特集が組まれているのを、私は興味深く拝見した。というのは嘘《うそ》で、偶然見かけて、パラパラと眺めた。

**結論から言うと、日ごろ高級なものとは縁遠い私には、そこに載っていた超高級老人ホームに、1億円もの価値があるとは思えなかった。**

1日3食、有名シェフが監修した料理が堪能できると書いてあった。希望すれば朝昼晩、有名レストランガイドで星を獲得したような、高級フレンチも楽しめるのだそうだ。

しかし、その記事を一読した私は「楽しめるもんか」と独り言を呟《つぶや》いてしまった。

50代の私ですら、フレンチレストランなど、数えるほどしか行ったことがない。いまの70歳以上の高齢者の、はたして何人がフランス料理を楽しく食べられるのか。私が日ごろ訪問診療している患者にいたっては、おそらく1人としていない気がする。

納豆と白いご飯で育った私たちには、どんなに高級な食材を使ってもらおうと、名店のシェフが監修していようと、味のよし悪しすらわからない、何を食べさせられているのかすら判別できないのが、関の山だ。

介護の内容もそうだ。たとえいくらお金を積んだところで、介護の内容はさほど変わることはない。だからこそ、私には1億円もの大金を払って入居する、その価値が理解できない。

そこまでの金額ではないものの、関東近郊にも数千万円の入居金が必要な、リッチな高齢者が集まる老人ホームがいくつもある。

そのうちのいくつかに、私は過去に何度か、仕事絡みで訪問したことがある。入居者の会合に参加して、彼らから質問を受けたりもしたのだが……。もう、冒頭から、内心、辟易《へきえき》させられてしまった。

「私、〇〇大学経済学部を出まして、〇〇商事におった〇〇と申しますが……」

「私は△△大から、アメリカの△△大に留学しまして。その後、△△証券で定年まで勤め上げまして……」

質問を受けつけると、挙手した高齢者たちの多くが、まずは出身大学や定年前までの勤務先をあげて、自己紹介をする。いや、大学名も企業名も、誰もが知るような有名どころだから、皆が皆、自己紹介ではなく、経歴自慢だ。最近の言葉で言うなら、そうやって入居者同士が互いにマウントを取り合っているのだろう。いや、ひょっとすると筑波大学医学部をやっとの思いで卒業した、冴えない訪問診療医に対してのマウントだろうか。

全員が70代、なかには80歳に手が届こうとする人もいる。皆、着ているものはブランドものだったり、高そうな素材の服だったりで、年齢のわりにはオシャレに着飾っている。

だが、思うのだ。もはや、ここから先、彼らは学歴も肩書きも年収も、そんなこととは一切無縁に、全員が全員、人生の最終コーナーに入る年代の人たちだ。そんな彼らが、過去の栄光をひけらかし、さまざまなもので自分を着飾ろうとするさまは、私には、退屈に見えた。

多分にそこは、相性の問題だとは思うし、私側の問題でもあるとは思うのだが、これなら、日ごろ私が往診で相対している、ヨレヨレのランニングシャツ1枚でわがまま三昧の老人たちのほうが、よほど楽しそうに見えたのだ。

## 理想の終の住処、「ぽらりす」という風変わりな施設

お金を積めば、きっと人生最後の居場所は見つけられる。ただ、その場所が、居心地がいいか否かは、決して金額に左右されるものではない。**そう、本当に居心地がいい場所というのは、お金だけでは手に入らないものだと私は思う。**

そして、私が考える、居心地のいい終《つい》の住処、理想的な最後の居場所の1つが、私

の地元・つくば市にある。

そこは、サービス付き高齢者向け住宅「ぽらりす」。

私や同僚の医師が訪問医を担当しているそこは、一風変わった、不思議な施設だ。

現在でこそ、高齢者施設として自前の建物を建てたものの、開業当初は借り主が逃げてしまった古びたビルをそのまま使っていた。次いで入居したのは、元はお好み焼き店だった建物に最低限のリフォームを加えただけのものだった。

そして、不思議な特徴の最たるもの、それは、高齢者施設につきものの、マニュアルやルールがほぼ皆無な点だ。

この、入居者を縛りつけることのない、独特な、ゆる〜い空間をつくり上げたのが、これまた一風変わった前歴を持つ代表の岡田美智子さんだ。

私がこの施設の存在を知ったのは、訪問診療医を始めて数年たったころのことだった。独居で末期の高齢者。自宅に置いておくわけにもいかず、とはいえ、入院してもらおうにも、なかなか病院も受けつけたがらない。まさに、行き場のない彼らを前に途方に暮れていたときに、知人から「こんな施設があるよ」と教えられて見学に足を運んだのだ。

当初、私はぽらりすの運営の仕方を、眉に唾《つば》をつけるように見ていた。こんなオンボロビルに高齢者を連れ込んで……、ひょっとすると違法施設なんじゃないの、と。

「まずいよな、万一、保健所の指導なんか入った日には、関係している訪問医として自分まで巻き添えをくらうんじゃなかろうか」

最初は、そんなふうに思ってもいた。ところが……。

じつは、ぽらりすは、そのころから私のもとで働いてくれている同僚の若い訪問医が担当してくれていた。何度も往診を重ねたのち、彼が言うのだ。「ぽらりすって素晴らしいですよね」と。その言葉もにわかには信じられず、私は「その理由は？」と尋ねた。

**「だって、入居者の人たち、皆が皆、じつに嬉《うれ》しそうに、楽しそうに生活しているんですよ」**

たしかに、そうなのだ。ぽらりすの入居者は、他所《よそ》の施設ではまず見られないほど、生き生きとした目をしているのだ。

ぽらりすではマニュアルやルールで入居者を縛り付けることをしない。勝手に徘徊《はいかい》されないよう、各扉に暗証番号つきの電子キーがついているのが一般的な現代の高齢者施設だが、ぽらりすにはそんなものもない。入居者と同じようにそこに住み込んでいる岡田さんやスタッフが、常時、すぐ近くで見守っているからだ。

そして、まだ体が動く入居者たちが、共有スペースの掃除や、皆の食事の調理など、普通ならスタッフが受け持つようなことにも自主的に参加。岡田さんたちスタッフも、入居者も、一つ屋根の下に暮らす家族のように、そこにいる皆が助け合い、支え合っている。入居者自身が、居心地のよい場所をつくっているのだ。

そして、全員参加の体操やレクリエーションを押しつけることなどしなくても、入居者には充実感が十分にある。出身大学や、職歴を自慢する者など、ここにはいない。

「○○さーん、はーい、ごはんですよー」

一般的な高齢者施設では、介護者が利用者の耳元で名前を大声で呼ぶ。耳が遠くなってしまった人が少なくないから、いたしかたないのかもしれないが、それがマニュアルなのだ。そして、運動機能や認知機能が落ちてきた彼らに、まるで子どもがするようなレクリエーションをさせる。車座に椅子を並べてする体操や童謡の合唱などだ。しかし、当たり前だが、全員が全員、それを楽しく感じているとは限らない。いや、むしろ退屈に感じている人や、子どもじみたお遊戯を強要され馬鹿にされていると思ってしまう人も少なくない。聴覚に衰えのない利用者だって当然、いる。

そこへいくと、岡田さんは前職で磨いてきた高いコミュニケーション能力がある。マニュアルなどなくても、入居者1人ひとりと語らい、それぞれの好みや問題を聞き取り、ゆるやかな運営形態を取りつつも、しっかりと個別対応ができているのだ。

岡田さんはかつて、土浦随一の花街・桜町というところでスナックを営んでいた。客足が鈍ってきたタイミングで、常連客の1人が言ったのだそうだ。「これからは、介護の時代だって新聞に書いてあったぞ」と。

それが、岡田さんにとっての天啓だった。岡田さんは店をたたみ、ヘルパーの資格を取って、高齢者施設勤務を経て独立。「ぽらりす」を立ち上げた。

開業スタッフには、かつて、カウンターの端で酔い潰れていたスナック時代の常連客も名を連ねた。その男性はもともと料理人で、ぽらりすでも調理を担当。彼が作る料理の評判は入居者たちの間でも上々なのだ。

また、岡田さんは自らの手を汚すことを厭《いと》わない。

過去に私が訪問したことがある、ごく一般的な施設の代表者は、モットーをもっともらしく語っていた。「私どもは、患者様の幸せと健康をいちばんに考えております」と。だが、彼自身は患者や入居者に直接、触れることは限りなく少ない。だから、その言葉はそらぞらしく響く。

いっぽう、ぽらりすの岡田さんは違う。自分も同じ空間に暮らし、多くの時間を入居者とともに過ごす。どうしようもない長話や愚痴にも、正面から付き合い、ときには批判もする。入居者の汚物が詰まったトイレに自ら手を突っ込むこともある。

決してきれいごとは言わない岡田さんに、入居者も信頼を寄せ、心を開くのだ。

ぽらりすとは、北の夜空で輝きながら、決して動くことなく旅行く人を導いてきた北極星のことだ。

「皆が、年とって困ったときに、この星の下に来てくれたら、なんとか、手助けしたげるって感じかな」

照れくさそうに岡田さんは言った。その言葉は、私の胸にも響いた。そうか、私もここなら、最後の居場所を、自分なりにつくれるのではないか、と。しかし、それは難しいかもしれないな、とも同時に思った。なぜなら、いまやぽらりすの前には、入居を希望する高齢者たちの、長い長い列ができているからだ。

本当に居心地のいい最後の居場所は、お金では決して買えないのだ。

ある日、ぽらりすの食堂に置かれたテレビに、先ほど書いたような高級老人ホームを紹介するVTRが流れていた。どことなく、羨むような眼差《まなざ》しで画面を眺める入居者たちを、岡田さんは一喝した。

**「あんたたち、口に合わないフランス料理より、納豆がいちばんでしょ。そんな、高齢者の見栄を煽《あお》るような話に乗っちゃダメよ」**

## 最期の「場所」を選ぶわがまま

誰と、どこで、
最後の残り時間を過ごすのか。
どちらも、好きに選ぶことができる。
最後まで自分でいたい、
そんなわがままを貫く潔さに、
思わず心動かされる。

## 「旅」に出る終末期の患者たち

少し前のことだが、友人のツアーコンダクターからこんな話を聞いた。

「昨今、パックツアーの集合場所に、見るからに認知症を患っている、長旅には不適格と思われる参加者が現れるケースが増えてきている」

そんなとき、ツアーコンダクターである友人は、慌てて「緊急連絡先」として記されていた家族、息子や娘に連絡を取るのだが、なかには電話口から、次のような驚きの答えが返ってくることがあったという。

「あのさ、もう俺、介護に疲れちゃったから。1週間ぐらい、どこかに連れて行ってほしいんだよね」

パックツアーは姥捨山《うばすてやま》ではないんだけどね、と彼はこぼしていた。さすがに、そんなケースは稀《まれ》で、連絡を取った子どもからは「もう何年も親と会っていない」という返答があることが少なくないという。

「それで、迎えに来てもらうんだけど。子どもさんたちは、すっかり変貌してしまった親の姿に驚き、動揺しながら、連れ帰っていくよ」

友人は、「おそらく、数か月前に本人がツアーを予約したのちに、認知症が進行してしまったのではないか」と推測する。その際、長期間コンタクトを取っていなかった子どもを、緊急連絡先に指定していたのではないか、と。

では、重い病を患った高齢者は、旅に出てはいけないのだろうか。私は、必ずしもそうとは思わない。

3年ほど前のことだ。珍しく少し長い休みが取れたので、紅葉を見に東北を旅したことがある。その際、立ち寄った道の駅で、私は小さなワゴン車で車中泊の旅をしている老夫婦に出会った。

**「金はないけど、暇は山ほどあるから。景色を愛《め》で、秘湯に浸かり、そして晩酌を楽**

しんで、夜は車で寝るんだよ」

夫はこう言って、愉快そうに笑ってみせた。

聞くところによれば、車中泊はブームだという。安全な駐車場や日帰り入浴ができる施設、さらにそんな設備の整った道の駅などが紹介された本や、インターネットのサイトも人気なのだそうだ。

彼の説明を感心しながら聞いていると「うちの母ちゃんにも会っていってよ、車で寝ているから」と、彼は私を自分の愛車に誘った。車内を覗《のぞ》き見ると、ワゴン車の荷台には畳が敷かれ、万年床が設《しつら》えてあって、そこに、高齢の女性が横たわっていた。男性は、自分の妻のことを「寝ている」と説明したが、私が見る限り、彼女は「寝たきり」に近い状態に思えた。

「息子からは、『母さんには施設に入ってもらったら』と言われているんだけど、そんなところで腐ってなんかいられない、2人ともその気にはなれないんだ。だから、1か月のうち、20日間はこうして旅に出てる。妻も、『そのほうが楽しい』と言ってくれているからね。少々の山ぐらいなら、彼女を担いで登ることだってできるから」

彼らとそっくりな夫婦を主人公にしたNHKのドラマがあった。1982年に放映された『みちしるべ』というタイトルのそのドラマでは、映画監督としても知られる鈴木清順さんと、女優の加藤治子さんが演じる老夫婦が、ワゴン車に寝泊まりしながら、全国を旅していた。

神社を参拝する際は、リウマチで歩くことができない妻を夫が背負って石段を登る。ときには夫が「もう面倒見きれねえ」と悪態をつき、ケンカになることもある。それでも、最後の時間を、ともに楽しく過ごすことを選んだ夫婦の物語だった。

国内外で高い評価を得たドラマだったが、近未来の超高齢化社会を、ものの見事に予見していたとも言える。

道の駅の駐車場を見渡してみると、たくさんの駐車車両のなかに、彼らと同じような老夫婦が数組いることが見てとれた。ドラマが描いた世界は、すでに現実のものとなって、私の目の前に広がっていた。

## 好きな「場所」でゴールを迎えるという自由

そして、私はかつて、四国出身の患者から聞いた話を思い出した。

「四国の遍路はその昔、『病気遍路』とも言って、不治の病にかかったり、寝たきりになって満足に食事も摂れなくなった配偶者を大八車に乗せて巡礼に回る人もたくさんいた。私が幼いころは、そんな老夫婦をよく見たもんだ。幼心に『ああ、この2人はもう帰ってくることはないんだろうな』と、そんなふうに思ったものさ」

死期が迫った妻や夫を伴い、親類縁者から身を隠すようにして、先々で供されるわずかな「おもてなし」を糧とする旅に出る。まさに死出の旅のようだ。

私は、彼女の説明を聞いて「残酷な、つらい話ですね」と返した。すると、彼女は「そうでもないよ」と、笑みすら浮かべて続けたのだ。

「当の2人は幸せそうに見えたもの。あのころは、いまのように医療は発達していなかったけれど、それでもお大師さま（弘法大師）の教えは絶対だったからね。その教えに沿って極楽浄土に向かうんだという、幸福感すらあったように思う。信じられるものがあるっていうのは、幸せなことよ」

**信じるものさえあれば、死に場所なんてどこであろうと、人は幸せなのかもしれない、**そう思ったものだ。

かつて、私が病院に勤務していたころ。「家に帰りたい」と言う末期の患者とその家族に向かって、私は「何を馬鹿なことを言ってるんですか」とたしなめたことが、一度ならずあった。

それは、当時はそれが当たり前の考え方であったし、いまの私のような訪問診療を主とする医者がほとんどいなかったからだ。

あれから二十数年。

私のような訪問診療医も徐々にその数を増したいまなら、家で死ぬということは決して絵空事ではない。そんな社会が現実のものになりつつある。

そして、このことは私たち日本人の死生観を、改めて問うているとも思う。


病院で死ぬか。

施設で死ぬか。

はたまた自宅で死ぬのか。

そんな3択がせめぎ合ういまの状況も、医療がもっと柔軟になり、私たち日本人の考え方が改まっていくことで、変わっていくはずだ。

**それが、たとえ旅先であったとしても、私たちが死にたい場所で死ねる日は、そう遠くない将来、実現すると思う。**

かつて、空海の教えに抱かれ、愛する人に手を握ってもらいながら逝くことができた、遍路の人たちのように。

# 4章

## 風に踊る
## 枯れ葉になれ

## 「大人の分別」を脱ぎ捨てるわがまま

「もう70代なのだから」
と自分に年齢制限をするなんて
ばかばかしいことだ。
年を重ねるにつれて身につけた
「大人の分別」など、
死ぬ前には脱ぎ捨ててしまえ。
「分別」なんて言葉を、やらない言い訳に使うな。

## 70歳、そろそろ分別を捨ててみる

子曰く、
「吾十有五にして学に志す。
三十にして立つ。
四十にして惑はず。
五十にして天命を知る。
六十にして耳順《したが》ふ。
七十にして心の欲する所に従へども、矩《のり》を踰《こ》えず」。

有名な『論語』のなかの一節だ。74歳で没したとされる孔子が、その晩年に、自らの半生を振り返って述べた言葉とされている。

このなかで孔子は、最晩年の生き方として「七十にして心の欲する所に従へども、矩を踰えず」と語っている。

「心の欲する所に従う」とは、自分の思うがままに振る舞うということ。「矩」とは、人の道のこと、人として守るべき掟《おきて》のことだろう。

のちに「従心」という、70歳を指し示す故事成語の元となったこの言葉。つまるところ、孔子はこう語っているのだ。

**「70歳ともなると、思うがままに振る舞っても、人間としての道徳規範をこえることはなくなる」**

もちろん、法に触れるようなことは、たとえ何歳になろうとすべきではない。犯罪を犯したり、誰かを痛めつけるなんてことはもってのほかだ。

それでも私は、2500年前の高名な大思想家の意見を支持する。

人は70歳にもなれば、どれほど自分勝手に好き放題に行動したとしても、人の道を大きく外れてしまうことなど、まずないはずだ。

いや、行儀よく振る舞うことに長年、慣れ親しみすぎて、ともすれば汲々《きゅうきゅう》と生きてきた現代のこの国の人たちには、もう一歩、踏み込んだ言い方をしても差し支えなかろう。

孔子の言葉を21世紀のヤブ医者が勝手に言い換えるとすれば、こうだ。

## 「七十にして矩を踰えよ」

70歳にもなったら、人として分別ある行動をとる、なんてことにとらわれる必要は、もはやないのではないか。**わがまま三昧、他人に多少眉を顰《ひそ》められたとしても、やりたいことを、やりたいようにやっていい、やるべきだと、私は思う。**

70代目前まで亡命生活を続け、息子も、愛弟子も失った孔子。自らの思想を政治上でも達成しようと試み続けていたようだが、巡り歩いたどこの国にもそれは受け入れられないことがわかった末、まさにこの、悟りの境地に達したのではなかろうか。

その後、晩年は五経の編纂《へんさん》に携わるのだが、従心を迎え、政治から離れたこの時期が、もっとも幸せな時期だったのではなかろうか。

70歳を超えて、孔子もきっと悟ったに違いない。

自分ももっと、わがままに生きていいのだと。

## 最期のそのときまで「自分」を走り抜く

私が訪問診療を続けている患者のなかには、新興宗教やスピリチュアル的な言説に、心の拠《よ》り所を求める人が、少なからずいる。

気持ちはわからないでもない。

回復の見込みのない病に伏し、ともすれば目の前にちらつく死……。想像を絶する不安に駆られ、神仏など大いなる力にすがりつきたいと思うのは、しごく自然な反応なのだろう。たとえ、それが、いかがわしいオカルト的な何かだとしても、それで、当人の気持ちが少しでも楽になるのであるなら、それは、いたしかたないことなのかもしれない。

しかし、なかには「みてもらっている占いの先生が言うので、治療をやめたい」と言い出す人もいる。

それが、本人の意思ならば、どんなに非科学的な望みであろうと、私はそれでもいいと思う。ただ、そんなとき、私はもう一度、患者にこう問いただすのだ。

**「ならば、あなたというものは、どこにいるんですか？」**

中国の禅僧で、臨済宗の開祖とされる臨済義玄《ぎげん》はこう言ったとされている。

「仏に逢《お》うては仏を殺し、
祖に逢うては祖を殺し、
羅漢に逢うては羅漢を殺し、
父母に逢うては父母を殺し、
親眷《しんけん》に逢うては親眷を殺し、

始めて解脱を得ん」

「殺す」とは、なかなか物騒な表現だが、この言葉の真意はおそらく、**解脱＝悟りを得るためには、あらゆる教えや執着、思い込みを切り捨てる必要がある**、ということだろう。

仏や羅漢（高僧）から諭された教えも、幼きころから両親に叩《たた》き込まれた規範も、そのすべてをいったん己から切り離し、自らの確固たる意思は何かを見つめ直せ、ということだ。

私はこの言葉を、迷える患者たちにも伝えたい。

なにも、神仏や親という存在を、その教えを、「殺せ」とは言わない。きっと、それらのなかには、それぞれの患者にふさわしい師がいるだろう。正しく救ってくれる言葉もあるはずだ。**ただし、疑うこともなくすがりつき、従うのではなくて、自らの意思で解釈し、選択しなくてはならないはずだ。**

本書のなかで、いくつも挙げてきた「正しいわがまま」。それを私に訓《おし》えてくれた彼ら、彼女らは、成功者と呼ばれるような人たちではない。人が羨むような財を残した者もいない。ましてや、仏の道を究めたり、歴史に名を残す思想家であろうはずがない。

それでも、これだけは言える。

**彼ら、彼女らは最期のその瞬間まで、自らの意思を大切にしていた。誰かの意思に身を委ねることなど決してせず、最期のそのときまで、自分のままで生きていた。**

最後に紹介する老女もまた、まごうかたなき、自分のままに生きて、逝った1人だ。「ゆきちゃん」――まるでそれは映画のワンシーンのように、目の前に冬景色と、しんと冷えた温度を伴って、私の胸に迫ってくる。「ゆきちゃん」の思い出を、この本のラストエピソードとして紹介したい。

私は「ゆきちゃん」のように、人生の最終コーナーを、自分を貫いて、がむしゃらに、生き抜くことができるだろうか。

## 「自分であり続けたい」92歳のゆきちゃん

その日の関東地方は、前の晩から降った雪が、昼を過ぎても路地裏に残っていた。温暖化が盛んにニュースで報じられるようになった昨今、私の地元・茨城県内で雪が積もるのも年に1度か2度になり、それも、午後には、すっかり溶けるというのが、最近の傾向だ。

我々のような訪問系の職業にとって、雪は大敵だ。たかだか、数センチの積雪でも交通機関は麻痺する。雪国の人から見れば、なんと甘いことを、と思われるかもしれない。雪国で訪問診療をされている医師も、多くいる。豪雪のなか、深夜も患者の依頼に応じて出かけていくことを想像すると、ただただ頭が下がる。

そんなことを考えながら、その年の秋から往診を続けている、92歳のゆきちゃんの家に着いた。玄関を入ると、同居している娘夫婦は留守のようだった。しかし、屋内は、雪がやんだ外よりも寒い。どうやら、暖房が入っていないようだ。

ゆきちゃんは、90代にしては体も頭も丈夫で、ときおり、腰痛を訴え寝込むことはあっても、杖《つえ》をついて庭に出ることもできる。30代で夫を亡くし、女手ひとつで、長男と長女を育て上げた。懸命に働いて、60代で仕事を辞めてから、独学で俳句を始めた。雑誌に投稿し、入賞するのを楽しみとしている。娘夫婦と同居する家には自分の部屋もある。まるで、文人の書斎のような部屋だ。テーブルには常に筆と一筆箋が置かれていて、思いつくまま俳句を詠《よ》むのだ。

彼女に、認知機能の衰えはないと思っていた。それが、なにゆえ極寒の部屋にいるのか。暖房のスイッチが押せない状態なのか。部屋の入り口が見える玄関から声をかけるが、返答がない。耳は少し遠いが、いまの私の呼びかけが聞こえないということはないはずだ。

そのとき、家の中を北風が吹き抜けた。ゆきちゃんの部屋のドアの隙間から、風が吹き込んでいる。少し、嫌な予感がした。慌てて家に上がり込み、部屋のドアを開くと、彼女は背中をこちらに向け、椅子に座っていた。案の定、窓は開け放たれたままだ。カーテンを揺らしながら、相変わらずビュービューと風が吹き込んでいる。

「ゆきちゃん」

もう一度、名前を呼び、そっと彼女の肩に手をかけると、彼女は思いのほか、しっかりとした反応を示した。

「あぁ、先生。いつ、いらしたの。気がつかなかった」

見ると、テーブルの上にはビニールのクロスが敷かれ、そこに、子どもが作ったような、小さな雪だるまが置かれていた。目には木炭の代わりにボタン、口は小さな枯れ葉が設《しつら》えてある、そして、脇には愛用の筆と一筆箋が置かれていた。彼女は雪だるまを前に置いて、俳句の創作に励んでいたのだ。

「風邪をひくでしょう。こんな、寒いと。外のほうが暖かく感じろぐらいですよ」

私の言葉に、彼女は笑みを浮かべて首を振った。

「大丈夫、私は寒さには昔から、いや、生まれたときから強いんだ。名前は、平仮名で『ゆき』だけどね。私の生まれた日は、雪の日だったって聞いてるの」

私も隣の椅子に腰かけた。窓を閉めたら、なんとなく叱られるような気がして、そのままにしておいた。

「昔、子どものころは、膝ぐらいまで雪が降って、そのなかを学校に通ったもんだね。それが最近は暖冬とかで、あんまり、雪も見なくなったねぇ。このまま、長生きしていると、季語から雪もなくなっちゃうんじゃないかね」

老女は、久しぶりの雪の風情を味わいたかったのだろう。

「雪を見ながら、母のことを思い出そうとしたんだ。私の名前は、母がつけたって話だからね。昔の農家じゃ、嫁の立場はたいそう弱くて。舅《しゅうと》、姑《しゅうとめ》を差し置いて、生まれた子の名をつける権限なんかなかったろうに。母がきっと、切に希望してこの名前にしてくれたんだ。自分では、気に入っているし、子どものころから、雪が降ると感謝しているんだ」

長寿のゆきちゃんだが、彼女の母もまた長く生きたのだろうか。そのことを問うと、彼女はまた笑顔で首を振った。

「私が3歳になる前に、亡くなったんだ。だから、私には母の記憶も、思い出もない。でも、物心がついてから、自分の名前をつけたのが母だと父親に聞いてから、雪の日は、なんか、嬉しくてね。子どものころも、家の中に入らないで、外で雪をじっと見てたの。でも、熱なんか一度も出したことはない。この世に幽霊なんかいないと思っているけど、なんか、こんな雪の日は、母と一緒にいられるような気がするんだよ。母の姿も、思い出もないから、逆に悲しくならないのかもしれないね。中途半端に、少しでも記憶があったら、涙も出るんだろうけど。泣けませんね、私は」

それから、ゆきちゃんは指先で雪だるまを撫《な》で、その指先を自分の口に当てていた。まるで、雪を味わっているかのようだ。

「朝から、こうやってね、俳句が浮かばないかなと思って。一句でも詠めたなら、雪だるまを外に解放して、窓を閉めようと思ったけど。もうすぐ、日暮れになっちゃうわね。先生の診察もあるから、今日は、俳句は諦めるわ」

ゆっくり杖をつきながら台所に行った彼女は、ラップを手に戻ってきた。そして、雪だるまを丁寧に包むと、冷凍庫に大切そうに保管した。

「雪だるまには、迷惑だけど、俳句ができるまで、ここで休んでいてもらいましょう」

そこに、娘夫婦が帰ってきた。

「寒いわねぇ。お母さん、まだ窓を開けてるの？　先生だって寒いでしょう。朝から、暖房をつけないどころか、窓を開け放つもんだから、私たちも付き合いきれないと、ショッピングセンターに避難してたんですよ。もう、本当にわがままなんだから」

娘は、なぜ母が雪の日にこうした行動をとるのか、知らぬようだ。娘の言葉を黙って聞き流すと、ゆきちゃんは涼しい顔でこう続けた。

「先生、こたつに入って診察してくださいよ。私も、寒さで神経痛が出てきたわ。でも、あと何回ぐらい雪が見られるかねぇ。いつも、雪景色を見て、句を書こうとするけど、今度も、ダメだった。もう、92年も生きているから、いまさら後悔することなんてないけどね。これだけがね、心残りなのよ。普段はもっと、ささっと詠めるんだけど、雪を思う気持ちは母への思いだからなのかな。母の記憶のない私には難しいのかね。ないものねだりなんだろうかね」

ここまで言うと、ゆきちゃんは1つ、小さなため息をついた。

## 人生の「正しい下り方」を誰も教えてくれない

私がゆきちゃんに初めて会ったのは、その前の年の夏だった。地元のコミュニティ紙に載った私の記事を読んだ彼女が娘さんに、「この先生に電話をして、自宅に来てもらえないか相談をしてみてくれ」と頼んだのだそうだ。

初回の訪問時、ゆきちゃんは笑顔で私を迎えてくれた。当時の彼女の病状は、少し血圧が高いことと、普段は杖をついてどうにか歩けるようだったが、ときに腰痛で寝たきり状態になることもあった。驚かされたのは、認知症がないどころか、知性がかなりの高いレベルで保たれていることだった。

「90歳を超えるとね、もう、いつお迎えが来ても不思議じゃないってわかるのよね。それになかなか……、生きていても、毎日がつらいものもあるの。同居しているのが娘だからさ、甘えることもケンカをすることもできて、私は幸せなほうだと思う。でもね、こう毎日、どこかが痛いとか痺《しび》れるとかって、大した症状ではないんだけど、つらいものなのよ。**こわいんですよ、とにかく、体がこわいの。**先生は、茨城の生まれだそうだから、この、こわいの意味、わかってくれるでしょ？」

茨城県南部の「こわい」は「だるい・苦しい」などの意味だ。同じ茨城県でも北部に行くと、85歳を超える患者は同じ症状を「せつない」と言った。そのことをゆきちゃんに告げると、「ヘェ〜」と大袈裟《おおげさ》に感心してみせた。

「『せつない』と言うの⁉ なんだか、言葉の響きがきれいねぇ。でもね、体がこわいだけじゃないのね。同級生も、みんな先に逝ってしまって、もう、誰からも手紙も来ない。あぁ、とうとう、私はひとりぼっちになっちゃったんだって。あんまり、長生きするのもつらいものね。ほんと、せつないわね」

まさに、彼女は老境を生きているのだろう。私は日ごろから、わかったような口ぶりで、高齢患者の話を聞いている。だが、実際のところは、その年齢になってみないことにはわからないものだとも、理解している。私の言葉にゆきちゃんは、小さく頷《うなず》いていた。

「老境ね……、言葉の意味はよくわかる。いまの私の心境、そのものだもの。ただ、自分と同年代の人が、何を感じ何を考えているのかは聞いてみたいわね。先生の、ほかの患者さんたちはどんなふうに話しているのかしら？」

90代の患者は彼女以外にもいる。だが、認知症であったり、意識が判然としていない人がほとんどだ。そう告げると彼女は顔を曇らせつつも、納得したようだった。

「そうよね。同級生のなかに、いまも存命なのに手紙の返事をくれない人がいて。やきもきしていたら、その人のお子さんからお返事が来て。そういうことだったとわかって、悲しい気持ちになったことがあった。でも、認知症っていろいろ考え込まなくなるのはいいかもしれないわね。私自身、ボケがないとは思わないけど、日々、悲しい気持ちになるのもつらいわ。これって、うつなのかしら」

人間は生まれてからしばらくの期間は「上り」の時代を過ごす。寝返りを打ち、ハイハイをして、二足歩行を始め、言葉を覚える。それが、そこから何十年と経ると、今度は腰が曲がり、歩行も困難になり、頭も衰えと、「下り」の時代に到達する。「下りの状態を生きているわけですから、悲しい感情にとらわれてしまうのは仕方ないことだと思いますよ」と、私はまたしても、わかったふうなことを口にする。

「そう、私はいま、それを受け入れなくちゃいけないわけよね。**じつを言うとね、最近、病気とか死ぬことは怖くないのね。ただ、そこまでの道のりが想像つかないのよ。死ぬところまでの〝下っていく行き方〟を、誰も教えてくれないの。**自分でも、木や花の事は、詠んできたけれど、人生の終わりを詠んだ句って、意外に少ないのよ」

ここで私は、最近読んだ本にあった、江戸時代の僧侶・良寛の辞世の句に触れた。

裏を見せ
表を見せて
散る紅葉

良寛の最期を看取った愛弟子・貞心尼にあてた句と言われている。当然、ゆきちゃんもこの句のことを知っていたようだ。

「はじめにこの句に出合ったときは、よくわからなかったけれど、いま改めて読むと、本当にいい句だと思う。彼はお坊さんだったから、こんな素晴らしい句を詠めたのかしらね」


最晩年の良寛の楽しみは、貞心尼との句や歌を通したやりとりだったと言われている。また、ものの本によっては、40歳も年下の弟子に、良寛は淡い恋心を抱いていたとも。そのことを知ってから、彼を宗教家というよりも1人の男性と思えて、どことなくかわいらしくすら思えてしまう自分がいた。そんなことをゆきちゃんに話しながら、私は、良寛もきっと幸せだったのではないか、と告げた。「自分の裏も表もさらけ出せる相手に出会い、看取ってもらえるのだから」と。

すると、ゆきちゃんは「羨ましいわね」と呟《つぶや》くと、「紅葉」という文字をノートの切れ端に記し、そしてその紙切れをふわりと床に落としたのだった。

「あなたに診てもらえるよう娘に頼んだのは、こういうことなのよ」

私は、彼女の真意がすぐにはわからず黙っていた。すると、彼女は「紅葉よ」と、続けた。

**「散る紅葉……、つまり、枯れ葉になるのを見守ってほしいの。人生の最後、治るのならいいけれど、そうでないのに、ただ延命されたりするのは嫌なのよ」**

そう言いながら、彼女は私をじっと見つめていた。

「たとえば救急車で運ばれてしまったら、自分の望みに反して処置を施されてしまうかもしれない。意識のしっかりしているうちに、書面に残すことも考えるけれど、肝心のとき、それが医者の前に出てくるとは限らない。人工呼吸だ、なんだという話になったとき、私は家族を迷わせたくない。娘たちは私の延命を拒否する勇気を持ってくれているかもしれない。だけど、私が逝った後、あの子たちに少しの後悔や重荷も残したくはないんです。

医者であるあなたなら、私とは他人であるわけだし、延命処置を止めることができると思っているの。そして何よりも、できるならすべてをここで、この部屋で完結してもらいたいの」

90代の老婆から発せられた、あまりに強い意思表示に圧倒された。やがて彼女は、やおら椅子から立ち上がると、少し難儀そうに体をかがめ、先ほど自分で床に落とした紙片を拾い上げた。そして、今度はテーブルの上に、ひらひらとまた落とすと、こう呟いたのだ。

**「枯れ葉のごとく、終わりたいんです。わかってくれるでしょ」**

## 枯れ葉のごとく、終わりたい

その後も、ゆきちゃんは折に触れ私に念を押した。

たとえば、秋。紅葉に染まる筑波山を遠くに見つめながら「先牛、約束忘れてないかい？」と。とっさに私が「え、約束？」と聞き返すと、呆《あき》れたようにこう続けた。

「約束だよ、枯れ葉のごとくだよ」

私が「ああ、そのことね」と返すと「そんな軽々しく言わないでおくれ。私にはこれ以上ない、願いなんだから」と不満げな顔を覗《のぞ》かせるのだった。

そして、件《くだん》の雪だるまの日からひと月後、間もなく2月も終わろうとするころのことだ。地元・茨城県南部にも、春の気配が色濃くなってきた、そんな日曜日の朝、電話がかかってきた。ゆきちゃんと同居する娘からだった。

「母が数日前から熱を出していて。様子がおかしいんです。休日のところ、申し訳ありませんが、往診してもらえませんか?」

すぐに私は、彼女の自宅に向かった。駆けつけた部屋でゆきちゃんを診る。ベッドに横たわった彼女は発熱どころか、呼吸状態も悪化していた。

私が来たことを察知した彼女は、助けを求める表情を浮かべるどころか、怖い顔をして、私を睨《にら》みつけてきた。それは、まるで私の訪問を拒絶しているかのように思えた。その横で、取り乱した娘が説明を続けていた。

「じつは、ここ1週間ほど調子が悪かったんです。食欲もなく、水を飲ませても、むせてしまって。それで、『先生、呼ぼうか？』って聞くと、私の腕をつかんで睨むんですよ。それで、連絡が遅れてしまいました。すみません。もっと、早く、呼べばよかったんですけど……」

ゆきちゃんは、肩で息をしながら、相変わらず私を睨みつけている。診察を受けたくないということか。聞けば、この数日間は食事も拒絶し、ほとんど一睡もしていないという。

改めて、横たわる彼女を観察する。声にならない呻《うめ》きを発しながら、彼女はしきりに自分の枕元を見ようとしていた。そこには、白い封筒が置かれている。するとまた、彼女の視線が、封筒の上をさまよっていた。

「きっと、中をあらためろ、と言いたいのかな」

私は、封筒の中身は想像ができた。それでも、礼儀として彼女の頬に手を当てながら「開けますよ」と声をかけ、封を開いた。

中には一筆箋が1枚。そこには、やはりあの言葉が認《したた》められていた。

「枯れ葉のごとく」

私はその一筆箋を、娘にも見せた。

「お母さん、いつまで文人を気取ってるのよ！　こんなときに、格好つけてもしょうがないじゃない……」

最初、呆れたような顔をした娘だったが、そう言い終わると、嗚咽《おえつ》をあげ始めた。娘の顔をチラリと見たゆきちゃんは、改めて私を下から覗き見ていた。娘が泣きながら、封筒のことを教えてくれた。

**「母は先生の訪問診療を受けるようになってしばらくしてから、いつもこの封筒を寝る前に枕元に置くようになったんです」**

なんでも、ゆきちゃんは眠る前、そして起きた後、必ずこの封筒に手を合わせていたのだそうだ。家族の誰一人として、その儀式の意味がわからなかったという。もちろん、封筒の中にあった言葉の意味など、知る由もなかった。

そこで私は、手短に「枯れ葉のごとく」という7文字に込められたゆきちゃんの思いと、彼女と私が交わした約束について、説明をした。

いよいよという場面で、ゆきちゃんは延命などの医療措置の一切を望んでいないこと、その意思は固いこと、そして何より、その選択で家族を悩ませたくないと考えていること。私からの説明を聞いて、娘はその場で泣き崩れた。

私は、その7文字を改めてゆきちゃんに見せ、精一杯の笑顔を浮かべて頷いてみせた。すると、それまで険のあった彼女の表情が、嘘のように和らいでいった。そして、安堵《あんど》したのか、彼女は深い昏睡《こんすい》状態に落ちていった。

私は、彼女の胸に聴診器を当てながら、少し前の彼女とのやりとりを思い出していた。

ゆきちゃんはあるとき、唐突にこんなことを言い出したのだ。

**「中の句だけができて、上の句、下の句ができないのは、私が生まれてきたときの記憶もなければ、死ぬ経験をしたこともないからかしらね」**

彼女の言葉の意味が理解できず、私は「その中とか上とか下って、何ですか？」と聞き返した。すると、彼女は笑いながら「まったく、医者のくせに知らないことが多いんだね」と言って、こう教えてくれた。

「俳句の五七五のことだよ。最初の五が上の句、次の七が中の句、最後が下の句、結句とも言うけどね。私は中の七だけがもうできているのに、上・下ができない」

私は適当に「そうなんですか」と相槌《あいづち》を打った。すると、彼女は憮然《ぶぜん》として「先生、また忘れたね」と言った。「中の句なんて初耳だ」と言い返す私に、彼女はこう言い放ったのだ。

「中の七は『枯れ葉のごとく』だよ。忘れないでおくれよ」

そう言うと、彼女は無邪気な笑みを浮かべたのだった。


昏睡状態に陥った翌日、ゆきちゃんは帰らぬ人になった。枕元にはまだ、あの一筆箋が置かれていた。彼女の未完の句は、はたして完成したのだろうか。彼女の顔を眺めながら、そんなことを考えていた私に、娘がこう声をかけてくれた。

「最後まで、お母さんのわがままには振り回されたけど、お母さんらしい最期でよかったかもしれない。何が起きたのかは、これから、ゆっくり考えますね」

施設にも、病院にも連れて行ってほしくはない、こう話す高齢の患者はとても多い。彼ら、彼女らの多くは皆、自宅での最期を願っている。ところが、人の死が、家庭から遠のいた時代が長く続いたために、死生観そのものが、最期を迎えようとしている当事者はもちろん、その周りにいる家族や医療従事者など、すべての日本人から消えてしまったように思えて、仕方がない。

ゆきちゃんのいなくなってしまった彼女の自宅を辞しながら、私はこんなことを思っていた。

私自身にもいずれは、誰かに自分の最期を委ねる日が、間違いなく来る。**そのとき、きっと私も「枯れ葉のごとく」を望むはずだ。**彼女のように、冷静に対処できる自信はないが、だからこそ、彼女の最期を忘れずにいたい、と。

今際《いまわ》の際のゆきちゃんが、私に向かって「枯れ葉のごとく」を提示する姿は、それはそれは鬼気迫る、すさまじい迫力があった。**それは彼女の「自分の死を、誰にも干渉させない」という、わがままだった。**

# エピローグ

## 満ち足りた「ゴール」のために

繰り返しになるが、私は医者ではあるものの、私の診療を受けて病気が治った患者というのは、ほとんどいない。

研修医のころは、患者の死は「医師としての敗北」と捉えていた。残された家族に臨終を告げるとき、胸に去来するのは「敗北感」そのものだった。

それが、訪問診療医を務めるようになって、多くの患者の死を日の当たりにするなかで、死は「回避できぬもの」と思い至り、さらには「自然の流れ」「摂理」なのだと、当たり前のことをいまさらながら学びもした。

そして、患者たちを、彼ら、彼女らが住み慣れた自宅で看取ったとき、かつては敗北感に打ちのめされていたはずの瞬間が、語弊を恐れずに書くならば、「幸福感」や

「達成感」のような、不思議な感覚に包まれるようになった。

そして、残された人のなかにも、私と同じような感覚を抱く人がいる。**満ち足りた最期を遂げた患者の周囲には、不思議な「満足感」が溢《あふ》れているのだ。**


2009年、私は立ち会ってきた患者の最後の日々や、患者を見送った家族の様子、そして医師としての看取りの考え方を『看取りの医者』(小学館)と題した本に記した。

それから10年余。自宅で最期を迎えること、家族を自宅で看取ることは、以前よりは受け入れられる時代になったように思う。


そして、いま、令和の時代。

『看取りの医者』から10年余が経過して、私の患者の年代は、少し上昇したように思う。100歳を超える人のカルテも増えてきたが、そこに書かれた病名は、かつてと何も変わらない。廃用症候群や老衰、脳梗塞、がん——。

患者の生年は、さすがに明治は消え、大正がほんの少し。昭和20年代以降に生まれた若い患者も増えてきた。

そして、当たり前だが、私自身も年齢を重ねた。最近は、学生時代の先輩や同級生が鬼籍に入る報を受けるようにもなった。自分もいま一度「死」を意識する年齢に差しかかったのだ。病に伏せった子ども時代と同じように、不意に「死」の怖れを感じることとさえ、ある。

年齢を重ねるにしたがい、人はうつっぽくなったり、愚痴っぽくなったりもする。それは仕方のないことで、人生も、その終わりが近づけば近づくほど、嬉《うれ》しいことよりつらいことが増えてくる。

私も例外ではない。体のどこかに痛みを感じる日も増えてきたし、これからは精神的な痛みを伴う日も増えることだろう。

そんな、ややもすれば暗澹《あんたん》たる気持ちを抱えながら往診に出向くのだから、そんな医師と面と向かう患者やその家族の心持ちは、さぞや惨憺《さんたん》たるものであろうと心配もしていたのだが、どうやらそんなこともないらしいと、最近、わかってきた。

患者たちは、主治医よりも一枚も二枚も上手だ。それはそうだ。皆が皆、人生の大先輩なのだから。

## 「後悔のない」患者たち

私の患者たちは、見栄など張ることもなく、素顔のままで、私に「生き様」をさりげなく見せてくれる。

そんなに立派な人生を送ってきたわけでもない。すごい財を成したわけでもなければ、自慢できるほどの出世をした人も、ほとんどいない。

でも、彼ら、彼女らは、自分の人生を正直に、ときに赤裸々に、私に語ってくれる。

そして、来し方を語る言葉の端々で、彼ら、彼女らが発する共通のワードがあった。

**それは「後悔はない」だ。**

患者たちの多くは凜《りん》とした、すがすがしい最後の生き様を私に見せてくれている。だが、なかには人生の最終コーナーから〝大暴走〟する者もいる。本書では紹介しきれなかった、不倫相手と旅に出てしまったがん末期の患者や、「人生の最後に必要なのは、医療的麻薬と哲学だ」と言い残し、インドに移住した人もいた。

一枚も二枚も上手な彼らは、私よりも格段に自由だった。

考えてみるに……、人生の最終盤を生きる彼ら、彼女らは、もはや社会的に背負うものが、あまりないのかもしれない。先が短いと覚悟さえ決めてしまえば、社会規範や倫理観に縛られることもないのかもしれない。

多様性が叫ばれる現代。だが、いまだ人生の価値観や死生観について問えば、メディアからもたらされる知識人や文化人の提示するものに、多くの人たちが収束されているように思えて仕方がない。

いっぽうで、自分の価値観だけを大切にしながら、他人から押しつけられる基準など目もくれずに暴走する私の患者たち。

そこには、理屈も理由も理論もない。あるとすれば、人によっては多少の認知症だけ。

そして、そんな自分の価値観だけ、心の赴くままの生き様に私は胸を打たれ、そのたびに私は彼ら、彼女らの教えをメモにとるのだ。そして、自分自身、幼いころの病気の経験からあれほど怖れてきた死も、決して悲しみだけではないのかもしれない、と思えるようになったのだ。

世間から見れば、不可解なことこのうえないかもしれないが、そう、やはり患者たちは、私の師、そのものなのである。

訪問診療医となって20年。

**多くの師に導かれ、数多《あまた》の死と立ち会って、私の中で「死に様」と「生き様」は、見事につながった気がしている。**

**「そんなに死亡診断書ばかり書いていて、大変じゃないか？　つらくないのか？」**

大学病院や総合病院に勤務する複数の先輩医師から、そうたびたび聞かれてきた。

ある先輩は、あまりに多くの患者を看取り続ける私のことを心配し、ねぎらって、こう聞いてくれていた。また、ある先輩は、ちっとも患者を治さない、私の仕事を侮辱する意味を込めて皮肉を言っていたように思う。

先輩たちの真意はともかくとして、最近、私は決まってこんな言葉を返している。

「つらくはありません。**僕が医者として、いま、いちばん嬉しく、ワクワクするのは、患者の愉快な生き様と、いいわがままに出会ったとき。**病院で仕事をしていると、患者のわがままがいいものだなんて、なかなか、わからないものでしょう」

私の答えに、先輩たちは皆、怪訝《けげん》そうな顔をする。それがまた、私には愉快に思えて仕方がない。

患者たちの「わがまま」に、とことん付き合わせていただこう――。

心からそう思えるからこそ、私は今日も細い田舎《いなか》道を、患者宅へと小さな車を走らせるのだ。

# おわりに

看取りの医者といえど、正直に言えば、私も「死」は怖いひとりです。

私は怖いなりに、あれこれ書物をひもといてみたこともありました。哲学者や宗教学者、また、高名な医師の死生観の本を読みましたが、どうしても私の心に響いてはきませんでした。その代わりに、この仕事を続けるにつれ、日々、お会いする患者さんが見せてくれる姿に、私は多くの学びを得、心揺さぶられるようになっていました。

彼・彼女らは偉人でもなければ、すごい成功者でもありません。彼らは、どこか悲しくもあり、可笑《おか》しくもある十人十色の生き様を私に見せつけました。

最期の瞬間までをどう生き抜くか。彼らの飾らない生身の姿が、私自身を大きく変容させたのは言うまでもありません。私の死生観は、間違いなく、彼らから教えられたものでした。

本書の最後に、ゆきちゃんの話をしましたが、ゆきちゃんがまだ元気だったころ、彼女は「死ぬとは苦しいのかい？」と質問をしてきたことがありました。

「経験したことがないので、私にもわかりません。まったく苦しくないと言ったら嘘《うそ》になるかもしれませんが、ある瞬間から脳内麻薬などが出て昏睡《こんすい》に入り、周囲で見守る人が心配するほどには苦しくないのではないかと感じています。生まれてくるときも苦しいと言いますが、それを覚えている人もいないでしょう？　そして、死んでしまった後は、最期の瞬間について、誰も語れないのです」

ゆきちゃんはそのとき、小さく頷きながら、こんなことを言いました。

「そうか、誰もわからないのね。人生の序盤は、物心がつくまでわからないし、終盤だって、意識はない。いつからが『最期』かさえわからないのよね。人生の始めも、終わりも、わからない。わかるのは『いま』だけってことかしらね？」

この会話を思い出すと、中の句だけから成る、ゆきちゃんのあの俳句——枯れ葉のごとく——は、あれですでに完成していたのかもしれないと思うのです。

人生は、過去を見ることでも、未来を見ることでもなく、「いま」をただひたすらに生き抜くだけ。人生には「中の句」しかない。

ゆきちゃんが自分を貫く姿は、私にそれを教えてくれました。

人は、意識あって生きている限りは、「中の句」、つまり「いま」を生き抜いています。

最終コーナー、ここからが勝負所です。

最後くらい、がむしゃらに生ききってやろうじゃないですか。

２０２３年３月

平野国美

平野国美（ひらの・くによし）

1964年、茨城県龍ケ崎市生まれ。1992年、筑波大学医学専門学群卒業後、筑波大学附属病院や県内中核病院で地域医療に携わる。2002年、筑波大学医学専門学群博士課程を修了し、訪問診療専門クリニック「ホームオン・クリニックつくば」を開業。翌2003年に医療法人社団「彩黎会」を設立。主に高齢者や終末期患者の訪問診療医として緩和ケアを重視し、患者が生を燃やし尽くす最後の日々を満ち足りたものにする手助けをしている。これまで立ち会った最期は2700例を超す。2009年に出版した『看取りの医者』（小学館）は、大竹しのぶ主演でドラマ化もされた。

70歳からの正しいわがまま

2023年4月10日　初版印刷
2023年4月20日　初版発行

著　　者　平野国美
発 行 人　黒川精一
発 行 所　株式会社サンマーク出版
〒169-0074 東京都新宿区北新宿2-21-1
TEL 03-5348-7800
印刷・製本　中央精版印刷株式会社



定価はカバー、帯に表示してあります。
落丁、乱丁本はお取り替えいたします。
ISBN978-4-7631-4046-3 C0095
ホームページ　https://www.sunmark.co.jp